AF389986

MANUEL PRATIQUE

DE LA

GARDE-MALADE

ET DE

L'INFIRMIÈRE

VERSAILLES

CERF ET FILS, IMPRIMEURS

59, RUE DUPLESSIS, 59

PUBLICATIONS DU *PROGRÈS MÉDICAL*

MANUEL PRATIQUE

DE LA

GARDE-MALADE

ET DE

L'INFIRMIÈRE

PUBLIÉ PAR

LE Dr BOURNEVILLE

Rédacteur en chef du *Progrès Médical*
Membre de la Société de Biologie, de la Société anatomique, etc.

AVEC LA COLLABORATION DE

MM. BLONDEAU, DE BOYER, ED. BRISSAUD, BUDIN, H. DURET, G. MAUNOURY
MONOD, IROIRIER, P. REGNARD, SEVESTRE & P. YVON

TOME I

ANATOMIE & PHYSIOLOGIE

2ᵉ ÉDITION REVUE ET AUGMENTÉE

PARIS

AUX BUREAUX DU *PROGRÈS MÉDICAL*

6, RUE DES ÉCOLES, 6

1878

INTRODUCTION

En Angleterre, aux Etats-Unis, en Suisse, et dans quelques autres pays, il existe déjà, depuis un certain nombre d'années, des Ecoles spéciales où l'on enseigne tout ce qu'il importe de savoir aux garde-malades, aux infirmières et à toutes les personnes qui font profession de soigner les malades.

Ces écoles, où se donne un véritable enseignement professionnel, sont annexées aux hôpitaux. Les médecins et les chirurgiens de ces établissements tiennent à honneur de perfectionner l'enseignement des infirmières en faisant, chaque année, à tour de rôle, des leçons théoriques et pratiques ayant pour but de procurer aux élèves infirmières toutes les notions qui leur sont indispensables pour soigner d'une façon convenable et intelligente les malades et pour les bien observer afin d'être capables de fournir au médecin tous les renseignements qui peuvent l'éclairer et contribuer par conséquent au soulagement ou à la guérison des malades.

De là est née toute une littérature intéressante, composée de *Manuels*, de *Guides* et de *Leçons*, littérature à peu près, sinon tout à fait inconnue dans notre pays.

Ces Ecoles, ces Livres ont eu pour résultat de doter les pays que nous avons cités d'infirmières, de garde-malades instruites. Frappé depuis longtemps de l'insuffisance que présente, sous le rapport de l'instruction, la majorité de nos infirmières, nous avons réclamé énergiquement et sans cesse la création d'une école d'infirmières à la Salpêtrière et d'une école d'infirmiers à Bicêtre.

Soutenu par les vœux adoptés à diverses reprises par le Conseil municipal de Paris, nous avons obtenu de M. le Directeur de l'administration de l'Assistance publique toute la latitude nécessaire pour procéder à l'organisation de ces écoles. Et, le 1er avril dernier, notre ami, M. Le Bas, directeur de la Salpêtrière, qui, depuis le commencement de janvier, étudiait les voies et moyens pouvant permettre aux infirmières de suivre les cours sans nuire au service de l'hospice, procédait à l'inauguration de l'École de la Salpêtrière. Plus tard, le 20 mai, s'ouvrait l'École des infirmiers de Bicêtre, à laquelle le directeur, M. Francière, s'efforce d'imprimer une vive impulsion.

Nous aurons bientôt l'occasion de rendre pleinement justice à toutes les personnes dévouées qui se consacrent avec un zèle digne des plus grands éloges aux succès de ces deux écoles.

Aujourd'hui, nous voulons seulement indiquer pourquoi l'ouvrage qu'on va lire a été conçu et les noms des hommes de bonne volonté qui ont consenti à nous prêter leur concours éclairé.

Une fois que la création de ces Ecoles fut arrêtée, consentie, encouragée par M. Michel Möring, directeur, un autre devoir s'imposait : il fallait procurer aux élèves les livres nécessaires. Faisant alors appel à quelques-uns de nos amis et fidèles collaborateurs, nous leur avons demandé de nous aider dans l'élaboration des livres nécessaires à l'enseignement professionnel des infirmières. Ils ont accepté avec empressement notre proposition, ils se sont mis ardemment à l'œuvre, et nous avons pu, en moins de trois mois, livrer aux deux Ecoles une série de *Manuels* qui composent, dès à présent, une petite bibliothèque de l'infirmière.

Un mot maintenant sur chacun de ces volumes :

Le *premier* comprend l'*Anatomie*, rédigée par M. H. Duret, et la *Physiologie*, rédigée par M. P. Regnard.

Le *second* volume, qui embrasse toutes les connaissances plus spécialement utiles aux infirmières, a été rédigé par MM. Blondeau, E. Brissaud, G. Maunoury, Monod, Poirier, Sevestre et par nous.

Le *troisième* volume est divisé en deux parties. La première est consacrée aux notions relatives à l'Administration des médicaments, à la préparation deceux qui sont d'habitude laissés aux soins de l'infirmière : cette partie est due à M. P. Yvon. La seconde est composée d'un petit Dictionnaire, élaboré par M. H. de Boyer, et comprenant les termes les plus souvent usités en médecine et dont la connaissance est nécessaire aux infirmières et aux garde-malades.

C'est donc grâce à l'esprit libéral de M. Michel Möring, au zèle apporté par M. Le Bas, d'abord, puis par M. le directeur de Bicêtre, et au dévouement, à l'activité de nos amis que les écoles de la Salpêtrière et de Bicêtre peuvent aujourd'hui fonctionner régulièrement. Des efforts aussi généreux et aussi désintéressés ne peuvent échouer, et nous avons la conviction que, dans un temps très-court, nous posséderons, dans quelques-uns de nos établissements hospitaliers, des infirmières aussi instruites que celles dont sont pourvus les hôpitaux des pays les plus favorisés.

14 juillet 1878.

Bourneville.

PRÉFACE DE LA 2ᵉ ÉDITION

L'Introduction qui précède indique suffisamment le but poursuivi par nos amis et par nous en publiant les trois petits volumes qui composent le *Manuel de la Garde-malade et de l'Infirmière* : aussi n'entrerons-nous pas dans de nouveaux détails à ce sujet.

Les personnes, peut-être trop bienveillantes, qui ont examiné cet ouvrage, primitivement destiné aux seules Ecoles de Bicêtre et de la Salpêtrière, ont pensé qu'il serait regrettable de le laisser confiné dans un cercle de lectrices aussi restreint. Suivant eux, le *Manuel* était appelé à rendre de plus grands services s'il était répandu dans le public, beaucoup de mères de famille devant y trouver des explications, des notions, capables de les aider quand elles ont à donner des soins à un des leurs, atteint par la maladie.

Cédant à ces conseils, nous avons préparé une nouvelle édition du *Manuel*. Elle diffère de la première à plusieurs égards. D'abord, nous avons joint au texte un grand nombre de figures qui faciliteront la compréhension des descriptions les plus difficiles à faire brièvement et clairement. En second lieu, nous avons comblé quelques lacunes, insisté, par exemple, sur les conditions hygiéniques que doit remplir, autant que possible, la chambre des malades.

Ces améliorations, dont l'expérience nous a démontré l'utilité, contribueront, nous l'espérons, à mériter au *Manuel* la confiance des Mères de familles. Quant aux auteurs, ils se jugeront récompensés de leurs peines, s'ils parviennent à faire disparaître quelques-uns des nombreux préjugés qui règnent dans le monde, relativement à la manière de soigner les malades et s'ils arrivent à faire comprendre à leurs lectrices les avantages précieux qu'il est possible d'obtenir d'une observation parfaite des règles de l'hygiène.

31 décembre 1878.

B.

PREMIÈRE PARTIE

Anatomie.

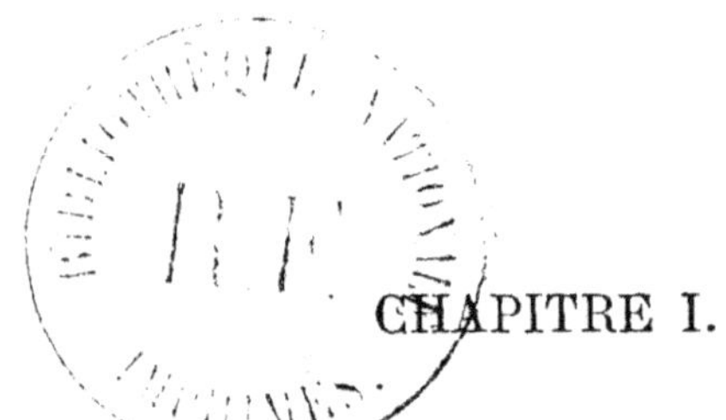

CHAPITRE I.

De l'anatomie. — Disposition générale du corps humain.

I. — Qu'est-ce que l'anatomie ?

L'*anatomie humaine* a pour but l'étude de la structure du corps humain. Elle nous fait connaître tous nos organes et les *rapports* qu'ils ont les uns avec les autres.

Le *corps humain* est, en effet, composé de *parties* ou *organes* divers qui jouent chacun leur rôle dans son fonctionnement : ainsi l'*œil*, le *nez*, le *bras*, la *jambe*, le *poumon*, le *cœur*, le *foie*, etc., sont des *organes*.

Si l'ANATOMIE étudie la structure des organes *sur le cadavre*, c'est-à-dire *morts*, la PHYSIOLOGIE recherche comment ils fonctionnent *pendant la vie*.

On peut comparer l'*anatomiste* au mécanicien, qui étudie une machine au repos, en démontant les rouages les uns après les autres, et en regardant la manière dont ils s'engrènent ; le *physio-*

logiste, au contraire, examinerait la machine en mouvement, et chercherait à se rendre compte des causes qui la font mouvoir. Le corps humain est une machine très-délicate et très-perfectionnée dans tous ses détails. Il importe beaucoup aux garde-malades, aux infirmières, d'en connaître les principales dispositions, afin de pouvoir lui donner des soins avec prudence, douceur et intelligence.

II. — *Disposition générale du corps humain.*

Le corps humain est *formé :*

1° D'une *charpente osseuse*, qui soutient et protége ses organes. Les différentes pièces de cette charpente sont mobiles les unes sur les autres, au niveau des *jointures* ou *articulations ;*

2° De *muscles*, qui servent, en se contractant, à mouvoir les os les uns sur les autres ;

3° D'organes internes ou de *viscères*, logés dans de grandes *cavités*, tels que le *cerveau*, le *poumon*, le *foie*, le *cœur*, l'*estomac*, etc..., qui occupent les cavités connues sous les noms suivants : *poitrine*, *abdomen* ou *ventre*, etc. ;

4° De *vaisseaux* ou canaux qui, du cœur,

vont porter le sang dans tous les organes, pour le ramener ensuite au cœur ;

5° De *centres nerveux :* le *cerveau* et la *moelle*, d'où partent les *nerfs* qui vont porter les ordres de la volonté aux muscles et commandent le *mouvement*, la *parole*, etc. ; d'autres nerfs se rendent aux centres nerveux et lui transmettent les *impressions* subies aux extrémités.

Nous commencerons par étudier avec beaucoup de soin la *charpente osseuse* ou *squelette*, et les *articulations*. Nous donnerons ensuite des notions générales sur les principaux organes, sur les *membres*, les *viscères*, les *vaisseaux*, les *nerfs*, etc.

CHAPITRE II.

Du squelette ou des os du corps humain.

On donne le nom de *squelette* à l'ensemble des *os* du corps humain, ayant conservé leur disposition réciproque, soit par suite de la dessiccation de leurs ligaments naturels après qu'on a enlevé les *chairs* ou *parties molles*, soit qu'on ait artificiellement, à l'aide de pièces de métal ou de charnières, monté les différents os dans leur ordre réel.

Un *squelette* présente la disposition générale suivante (*Fig. 1*, page 7) (1) :

Au centre et en arrière du corps, on trouve une *colonne* de sustentation ou de soutien, la *colonne vertébrale* ou *rachis* (V. *Fig. 1*, nos 9, 10, 11).

En haut, la colonne vertébrale supporte la *tête* (*Fig. 1*, nos 1 à 8), en bas, elle se termine par une extrémité en forme de coin, le *sacrum* (*Fig. 1*, no 12), qui s'enclave dans une sorte d'anneau ou de ceinture osseuse, le *bassin* (*Fig. 1*, nos 12 et 15).

Sur les côtés, la colonne vertébrale supporte les *côtes* (*Fig. 1*, no 13), et le *sternum* (*Fig. 1*, no 14) qui, par leur réunion, constituent la *cage*

---

(1) *Fig. 1. — Squelette vu en avant.*

1. Le frontal.	16. Les 2 clavicules.
2. Le pariétal.	17. Les 2 omoplates.
3. Le temporal.	18. L'humérus.
4. L'orbite.	19. Le cubitus.
5. Les os du nez.	20. Le radius.
6. L'os malaire.	21. Les 7 os du carpe.
7. Le maxillaire supérieur.	22. Les os du métacarpe.
8. Le maxillaire inférieur.	23. Les phalanges.
9. Les vertèbres cervicales.	24. Le fémur.
10. Les 12 vertèbres dorsales.	25. La rotule.
11. Les 5 vertèbres lombaires.	26. Le tibia.
12. Le sacrum.	27. Le péroné.
13. Les 24 côtes : 12 de chaq. côté.	28. Les 7 os du tarse.
14. Le sternum.	29. Les 5 métatarsiens.
15. Les 2 os iliaques.	30. Les orteils.

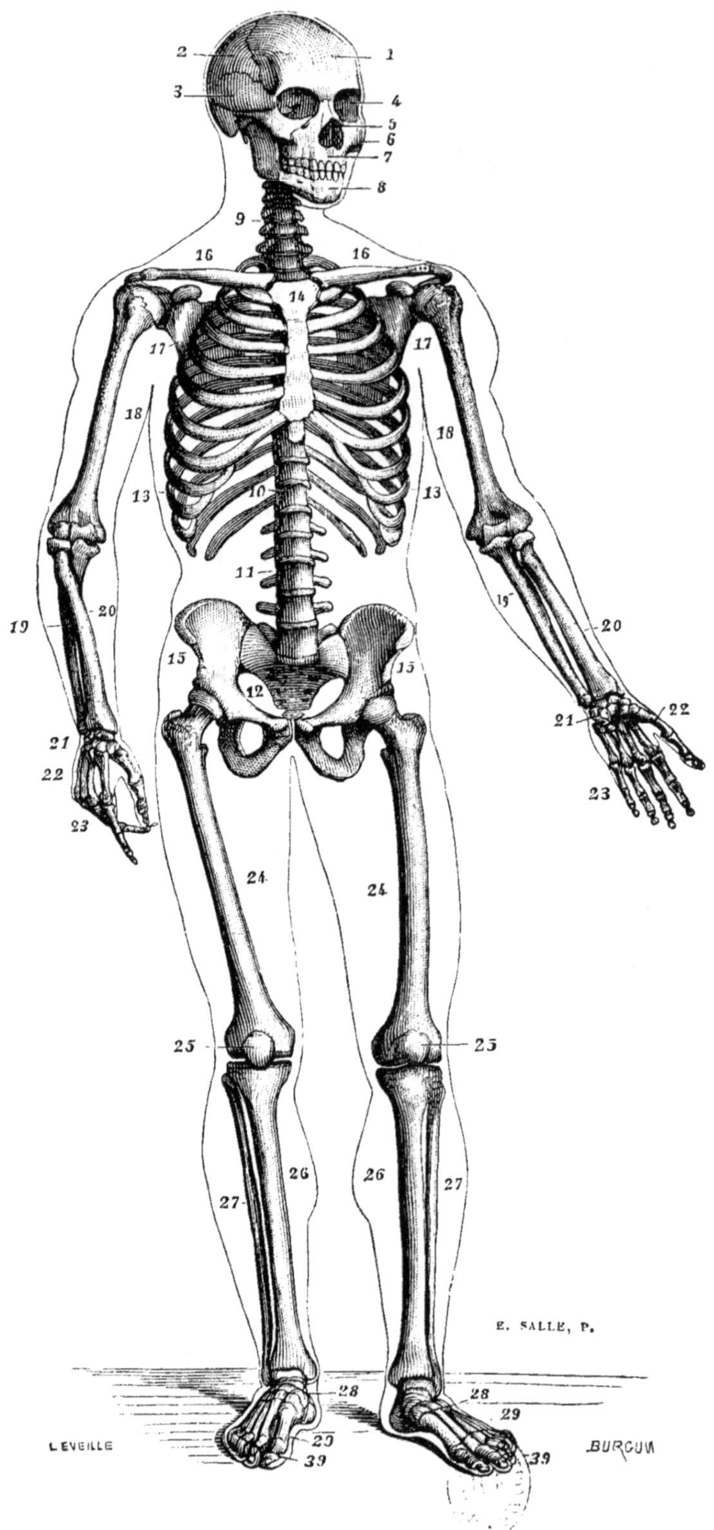

2
1
3
4
5
6
7
8
9
16
16
14
17
17
18
18
13
10
13
11
19
20
19
20
15
15
12
21
22
21
22
23
23
24
24
25
25
26
26
27
27
27
E. SALLE, P.
28
28
29
29
29
39
LEVEILLE
39
BURGUN

thoracique ou *thorax*, ou encore, les *os de la poitrine*.

A la partie supérieure du thorax et en arrière, se voient deux os aplatis disposés comme deux ailes osseuses, ce sont les *omoplates* ou *os des épaules* (*Fig. 1*, n° 17) ; ils prennent un point d'appui sur le *sternum*, par l'intermédiaire d'un os en forme d'*S*, la *clavicule* (*Fig. 1*, n° 16).

C'est à l'omoplate que s'attachent les os du membre supérieur : l'*humérus* (*Fig. 1*, n° 18), pour le *bras* ; le *radius* (*Fig. 1*, n° 20) et le *cubitus* (*Fig. 1*, n° 19), pour l'*avant-bras* ; le *carpe* pour le *poignet* (*Fig. 1*, n° 21) et la *main* (*Fig. 1*, n°s 22 et 23).

Les membres inférieurs supportent toute la partie supérieure du corps : les *fémurs* (*Fig. 1*, n° 24) ou os de la cuisse soutiennent le *bassin* (*Fig. 1*, n°s 12, 15) ; ils sont à leur tour supportés par les deux os de la jambe, le *tibia* (*Fig. 1*, n° 26) et le *péroné* (*Fig. 1*, n° 27) ; et, enfin, la transmission jusqu'au sol a lieu par l'intermédiaire du *pied* (*Fig. 1*, n°s 28, 29, 30).

Tel est l'ensemble du squelette humain ; il nous faut, maintenant, entrer dans le détail des principales pièces qui le composent.

ARTICLE Ier.

De la colonne vertébrale ou rachis.

La *colonne vertébrale* (*Fig. 1*, n°s 9, 10, 11) est formée de petits os mobiles les uns sur les autres, qu'on appelle les *vertèbres*. — Une vertèbre comprend les parties suivantes :

1° *Un corps*, plus ou moins régulièrement cylindrique qui, par sa face supérieure, plane, s'articule avec la vertèbre qui est au-dessus, et, par sa face inférieure, s'articule avec la vertèbre qui est au-dessous ; sa surface convexe se voit en avant au cou, dans le thorax, ou dans l'abdomen.

2° Un *anneau osseux postérieur* ; deux *lames osseuses* partant de la face postérieure du corps décrivent cet anneau ; elles se réunissent en arrière, où elles se prolongent plus ou moins loin pour constituer l'*apophyse épineuse*. Les anneaux des vertèbres, en se superposant, forment le *canal osseux*, dans lequel est logée la *moelle épinière*.

3° Sur les côtés, en haut et en bas, on remarque encore deux petites saillies osseuses, qui servent à articuler les vertèbres les unes avec les autres, ce sont les *apophyses articulaires*.

Les vertèbres sont soudées les unes aux autres par les faces voisines de leur corps, au moyen d'un disque fibreux.

La colonne vertébrale présente une *forme* et un aspect variables selon les régions où on la considère. En avant, au *cou* (*Fig. 1*, nº 9), sa courbure a une convexité qui regarde en avant ; au *dos*, (*Fig. 1*, nº 10) dans le thorax, elle décrit une courbe dont la partie concave est en avant ; en bas, elle s'est élargie, elle est convexe en avant, et elle prend le nom de *colonne lombaire* (*Fig. 1*, nº 11).

Ces trois courbures de la colonne vertébrale sont importantes à connaître pour l'infirmière ; car, souvent, elle sera appelée à disposer, derrière le dos du malade, des coussins qui leur répondent, ou à modifier le lit pour remédier à des difformités de ces courbures.

Lorsqu'on fléchit le tronc en avant, la saillie de la colonne vertébrale s'exagère en arrière, au niveau du dos ; si on le porte en arrière, le creux lombaire tend à augmenter.

Au *cou*, les vertèbres sont très-mobiles les unes sur les autres, et la colonne peut s'infléchir en avant, en arrière, ou sur les côtés. De plus, elles tournent avec facilité les unes sur les autres, dans les mouvements de rotation de la tête et du cou. — Cette mobilité de la colonne vertébrale ne doit pas être mise en jeu avec violence ; si on veut fléchir trop brusquement ou trop fortement la tête en avant ou en arrière, on peut luxer (c'est-à-dire déplacer) une des vertèbres ; celle-ci comprimerait la moelle épinière, d'où pourrait résulter la mort ou tout au moins la paralysie, chez celui qui serait victime de cet accident.

ARTICLE II.

Des os de la tête.

Dans la *tête*, il faut distinguer : le *crâne* et la *face*. — Un plan oblique passant par la racine du nez et par le trou occipital, dont nous parlerons plus loin, sépare ces deux régions anatomiques. La partie située au-dessus de ce plan est le *crâne;* la partie située au-dessous est la *face*.

I. — DU CRANE.

Le *crâne* (*Fig. 1*, nᵒˢ 1, 2, 3) a la forme d'un ovoïde (1) creux, dans l'intérieur duquel est logé le *cerveau*. Sa *grosse extrémité* (*Fig. 1*, nᵒ 2), est dirigée en arrière et porte le nom d'*occiput*. Sa *petite extrémité* est en avant, elle s'appelle le *front* (*Fig. 1*, nᵒ 1).

La *partie supérieure* de l'ovoïde crânien est très-convexe : c'est la *voûte du crâne*. — La *partie inférieure* est aplatie et très-irrégulière, *base du crâne*.

Nous étudierons successivement : la *voûte* et la *base du crâne*, telles qu'on les voit à l'extérieur ; puis, nous examinerons la disposition de la *cavité du crâne*.

A. *Voûte du crâne.*

Le point culminant ou sommet de cette voûte a reçu le nom de *bregma*. La voûte du crâne est parcourue par des *sutures*, qui sont la trace de la ligne d'union des différents os qui contribuent

---

(1) Mot qui signifie en forme d'œuf.

à la former. Ces sutures offrent la disposition suivante :

1° L'une occupe la ligne médiane et est dirigée d'avant en arrière. C'est la *suture inter-pariétale;* elle résulte de l'engrènement de deux os quadrilatères, convexes à l'extérieur, concaves à l'intérieur, occupant les parties latérales du crâne, les *deux pariétaux.* (*Fig. 1*, n° 2.)

2° En avant, cette suture vient rencontrer une autre suture, décrivant une demi-circonférence, dessinée par les bords du *frontal* ou *coronal.* (*Fig. 1*, n° 1.) Cet os constitue la partie antérieure de l'ovoïde crânien ; il comprend une portion convexe qui fait partie de la voûte du crâne et forme le *front* proprement dit, et une partie perpendiculaire à la première, qui sera la *voûte de l'orbite,* sur laquelle nous reviendrons plus loin.

3° En arrière, la *suture médiane* du crâne se termine dans l'angle formé par deux autres sutures, qui résultent de l'engrènement des bords postérieurs des *pariétaux* avec l'*occipital.* L'ensemble de ces trois sutures figure assez bien un V ou λ (*lambda* ou *l grec*), d'où le nom de *suture lambdoïde.*

L'*occipital* forme la partie postérieure de l'ovoïde crânien. On peut comparer cet os à certains coquillages dont la partie élargie appartient à la voûte du crâne, et dont l'autre partie se recourbe en dessous, pour prendre part à la formation de la base.

4° Les *deux os pariétaux* (*Fig. 1*, n° 2) sont quadrilatères ; tandis que, par leurs bords supérieurs, ils s'engrènent entre eux sur la ligne médiane, tandis que, par leurs bords antérieurs, ils répondent au *frontal*, et par leurs bords postérieurs à l'*occipital*, ils sont enclavés, sur les parties latérales, *à leurs bords inférieurs*, par un autre os, le *temporal*. (*Fig. 1*, n° 3.)

Le *temporal*, ou *os de la tempe*, a deux portions, l'une *écailleuse*, qui fait partie des côtés de la voûte et l'autre plus épaisse, plus solide et recourbée, qui appartient à la base du crâne. L'écaille du temporal est très-mince, très-fragile : un coup appliqué sur la tempe peut la rompre, et comme elle est en rapport à l'intérieur du crâne avec une artère volumineuse et avec le cerveau, la mort peut en être la conséquence.

La *voûte du crâne protége le cerveau* qui en occupe la *cavité* : un coup violent peut l'enfoncer et faire pénétrer un fragment d'os dans le cerveau. Quelquefois, la blessure est moins apparente, elle n'en est pas moins grave : c'est une fissure qui se propage jusqu'à la base ; c'est ce que les chirurgiens appellent la *fracture de la base du crâne*.

Chez l'enfant à la naissance, la *voûte du crâne* est formée d'os très-minces et très-dépressibles. De plus, ces os ne sont pas engrénés entre eux : ils sont simplement unis par une membrane fibreuse. Dans les intervalles où les os ne sont pas soudés, existent des espaces où le cerveau n'est protégé que par cette membrane : c'est à ces espaces qu'on a donné le nom de *fontanelles*. Les deux principales sont sur la ligne médiane : 1° l'antérieure et supérieure est située à la réunion des angles antérieurs et supérieurs des pariétaux et du coronal ; 2° la supérieure et postérieure est située à la réunion de l'occipital avec les angles postérieurs et inférieurs des pariétaux.

Ces *fontanelles* servent aux *médecins accoucheurs* à reconnaître la position de l'enfant, quand il se présente par la tête.

Non-seulement les os de la voûte du crâne, chez l'enfant, sont dépressibles, mais ils peuvent glisser les uns sur les autres : il faut donc, chez le jeune enfant, *éviter de trop serrer la tête*, car on pourrait la déformer ou comprimer le cerveau. Les fontanelles *ne sont complétement fermées*, chez l'enfant, que vers l'âge de 2 ou 3 ans.

Chez le vieillard, les os du crâne sont devenus

très-fragiles, et souvent se brisent comme le verre.

B. *Base du crâne.*

La base du crâne est très-irrégulière. La *partie postérieure* est creusée d'un trou, qui occupe la portion recourbée de l'occipital : c'est le *trou occipital*, il laisse passer la *moelle épinière*, qui va du cerveau dans le canal du rachis.

De chaque côté de ce trou se voient deux saillies (*condyles de l'occipital*), qui servent à *articuler le crâne avec l'atlas*, ou *première vertèbre du rachis*.

La partie antérieure présente des prolongements nombreux qui s'enclavent dans les *os de la face*.

La partie moyenne offre, sur la ligne médiane, la partie la plus antérieure de la portion recourbée de l'occipital, c'est *l'apophyse basilaire*. Plus en avant, on observe deux prolongements osseux qui descendent verticalement, et qu'il est utile de connaître pour comprendre plus tard la disposition des *cavités de la face* : ce sont les *apophyses ptérygoïdes*. Ces prolongements naissent d'un os enclavé entre tous les autres os du crâne, auquel on a donné le nom de *sphénoïde* (1).

---

(1) Ce mot veut dire en *forme de coin*.

De plus enfin, cette base du crâne est·perforée de trous nombreux et importants qui servent à laisser passer les gros vaisseaux qui, du cou, vont au cerveau, et lui portent le sang qui le nourrit: c'est ainsi qu'on distingue les deux trous pour les *artères carotides* ; les deux trous pour les *veines jugulaires*, qui rapportent le sang du cerveau vers le cœur. Enfin un grand nombre d'autres trous plus petits donnent passage aux *nerfs* qui viennent des centres nerveux.

C. *Cavité du crâne.*

Lorsqu'on divise un crâne en deux parties, en le sciant horizontalement de la racine du nez à l'occiput, tout ce qui est au-dessus du trait de scie est *la voûte ou la calotte* du crâne ; ce qui est au-dessous est *la base.*

La voûte est parcourue longitudinalement, suivant le plan médian, par un sillon qui loge une grosse veine, la *veine du sinus longitudinal supérieur.*

La *base* offre trois étages: le supérieur, qui répond à la *voûte de l'orbite* ; le moyen, situé plus bas et plus en arrière que le précédent, c'est *la fosse moyenne.* Au centre de cette fosse, on voit une dépression qui sert à loger la *glande pituitaire*, et en arrière une partie saillante qu'on a comparée à une selle et appelée la *selle turcique*. De chaque côté de la selle turcique se voient de nombreux trous, les uns laissant passer les *artères carotides*, les autres les *nerfs* qui vont du cerveau dans la *face* et dans *le cou*.

La *fosse postérieure* loge le *cervelet*. A son centre est un large *trou ovale*, le *trou basilaire*, par lequel la *moelle* vient se continuer avec le *cerveau*. Les gouttières qu'on remarque à la partie postérieure de l'occipital sont remplies par des grosses veines, qui descendent en bas et en avant pour se rendre dans la *jugulaire interne*, grosse veine qui rapporte le sang du cerveau.

Entre la fosse moyenne et la fosse postérieure, on voit une sorte de pyramide osseuse, *le rocher*, dans laquelle sont logés la plupart des organes de l'ouïe.

II. — DE LA FACE.

La face comprend les os qui forment la charpente du *nez*, des *cavités des yeux*, des *joues*, des *mâchoires*, etc...

1º *Os des mâchoires*. On leur donne les noms

de *maxillaires supérieurs* et de *maxillaire inférieur*.

La *mâchoire supérieure* est constituée par les deux *maxillaires supérieurs* (*Fig. 1*, nº 7), unis sur la ligne médiane. Ces deux os, vus sur le squelette, offrent en avant une face convexe, qui correspond à la partie de la joue voisine du nez et des dents ; sur une saillie irrégulière de cette face vient s'engréner un os de la joue, l'*os malaire* (*Fig. 1*, nº 6) ; la partie médiane des deux maxillaires supérieurs laissent entre eux une échancrure, en forme de cœur de carte à jouer pour le nez ; deux prolongements, ou *apophyses* montantes dessinent cette échancrure jusqu'à la racine du nez. Une autre face des maxillaires, la face supérieure contribue à former l'*orbite*, ou *cavité de l'œil*. La face inférieure des maxillaires est destinée à servir de charpente à la *voûte du palais*, et offre un rebord très-épais où sont creusées les *cavités* ou *alvéoles* des *dents*. — Les deux maxillaires supérieurs sont creux, et leurs cavités portent le nom de *sinus maxillaires*.

La *mâchoire inférieure* est représentée sur le squelette par un os unique, le *maxillaire inférieur* (*Fig. 1*, nº 8), qui a la forme d'un fer à cheval ; la partie moyenne correspond au *menton* ; en arrière s'élève une branche montante, où l'on voit une saillie ovoïde, appelée *condyle*, destinée à s'articuler avec la base du temporal : là se trouve l'*articulation temporo-maxillaire*. Dans les mouvements d'ouverture et de fermeture des mâchoires, le maxillaire seul se meut, en prenant un point d'appui dans cette cavité par l'intermédiaire de son condyle. Lorsqu'il y a luxation de la mâchoire inférieure, c'est que le condyle a abandonné sa cavité. Le bord supérieur du maxillaire inférieur est épais et creusé d'alvéoles comme le supérieur pour loger les dents. Dans un autre chapitre nous décrirons les dents.

2° *Os des joues*. La partie la plus saillante des joues, ou pommette, est formée par un os quadrilatère, l'*os malaire* (*Fig. 1*, n° 6), qui forme une sorte d'arcade. La partie creuse répond, comme nous l'avons déjà indiqué, aux os maxillaires.

3° *Os du nez*. Les *apophyses montantes* des maxillaires supérieurs, et deux petits os qui se fixent sur le frontal, les *os propres du nez* (*Fig. 1*, n° 5) constituent la partie osseuse du nez qui correspond à la face proprement dite ; le reste du nez est dessiné par un cartilage et la peau. Vulgairement, on ne désigne guère sous le nom de *nez* que la partie saillante, que nous signalons en ce moment ; mais les deux maxillaires supérieurs laissent entre eux un espace, assez large, qui constitue les cavités du nez ou *fosses nasales*. Celles-ci sont rendues irrégulières par des saillies osseuses, et même par de petits os, qui, en raison de leur forme singulière, ont reçu le nom de *cornets*. En arrière, les fosses nasales, divisées par une *cloison* en deux parties égales, communiquent par une ouverture quadrilatère avec le *pharynx* ou *arrière-gorge*. Lorsqu'on respire par le nez, la bouche étant fermée, ou lorsqu'on flaire une odeur, l'air s'engage par l'ouverture extérieure, se brise sur les saillies, et sort des fosses nasales, par l'orifice postérieur, qui s'ouvre dans le pharynx.

4° *Os des cavités des yeux.* Les *cavités des yeux*, qu'on appelle *orbites* (*Fig. 1*, n° 4), ont la forme d'une pyramide creuse, à quatre pans ou parois. La paroi supérieure est formée par le frontal, l'inférieure par l'os maxillaire supérieur, l'interne par un os spécial, l'*os planum de l'ethmoïde*, l'externe par les malaires, et une partie du sphénoïde. Le rebord externe porte le nom de *rebord orbitaire*, et plus particulièrement, pour la partie supérieure, de *rebord sourcilier* ou du *sourcil*. Près du rebord interne ou nasal, est l'ouverture d'un canal, qui porte les larmes dans le nez, le *canal nasal*. Le fond de l'orbite est perforé de deux trous : l'un arrondi laisse passer le nerf de la vision, ou *nerf ophthalmique*, qui vient du cerveau ; l'autre donne passage aux artères et aux veines qui vont à l'œil, et aussi à quelques nerfs spécialement destinés aux muscles de cet organe.

ARTICLE III.

Des os du cou et du tronc.

1° Les *os du cou* ne sont représentés sur le squelette que par la partie correspondante de la colonne vertébrale (*Fig. 1*, n° 9). C'est cette colonne qui supporte tous les organes si nombreux et si importants de cette région. — Nous avons déjà insisté sur la mobilité des vertèbres du cou ; par la combinaison de leurs mouvements peu étendus isolément, ils produisent la flexion, l'extension et la rotation du cou.

2° Le *tronc*, sur le squelette, comprend le *thorax*, la *colonne lombaire* et le *bassin*.

a) Le *thorax* (*Fig. 1*, n°ˢ 13 et 14) est une sorte

de *cage osseuse* dans laquelle sont logés des viscères importants : le *cœur*, les *poumons*, etc. — Il est formé, en arrière, de la colonne dorsale, sur laquelle les arcs osseux, qui représentent les *côtes* (*Fig. 1*, n° 13) viennent prendre appui, tandis qu'en avant les côtes reposent, par l'intermédiaire de cartilages élastiques, sur un os aplati et allongé, le *sternum* (*Fig. 1*, n° 14). — Le *sternum* a été comparé à une épée antique, dont la partie supérieure serait le *manche* et l'inférieure la *pointe*. Le manche prête appui aux deux *clavicules* : la partie comprise entre celles-ci s'appelle la *fourchette du sternum*. La pointe est libre et correspond chez le vivant au *creux de l'estomac*. Des parties latérales du sternum partent des cartilages, de plus en plus longs à mesure qu'on se porte plus bas ; ils suspendent les côtes au sternum.

La *cage thoracique* est susceptible de s'agrandir ou de diminuer de volume : les côtes en s'élevant dans l'*inspiration* l'augmentent ; en s'abaissant dans l'*expiration* ils la diminuent. — Un bandage de côtes trop serré, appliqué à la base du thorax, peut, surtout chez l'enfant, gêner le mouvement d'expansion du thorax, empêcher la respiration de s'accomplir et produire l'asphyxie plus ou moins rapide.

b) La *colonne lombaire* (*Fig. 1*, n° 11) comprend cinq vertèbres volumineuses dont le corps se voit en avant.

c) Le *bassin* est une sorte de ceinture ou d'anneau osseux qui termine le tronc. Il est *formé* par *trois os* seulement : les deux *os coxaux* ou *iliaques* (*Fig. 1*, n° 15), en avant et sur les côtés ; en arrière, un os, en forme de coin, qui pénètre entre les deux, *le sacrum.* (*Fig, 1*, n° 12.)

L'anneau osseux, qui constitue le *bassin*, vu d'en haut et en dedans, présente, en arrière, une sorte de saillie appelée le *promontoire;* c'est l'angle très-accusé qui résulte de l'union de la dernière vertèbre lombaire avec le sacrum ; les deux faces internes des os iliaques forment les parois latérales ou *fosses iliaques internes* ; en avant, la paroi du bassin n'existe pas : il y a une vaste échancrure. — Le promontoire et la crête située à la partie inférieure des fosses iliaques dessinent une sorte de rétrécissement de l'anneau osseux, qu'on appelle le *détroit supérieur* du bassin. — La cavité située au-dessous de ce détroit est le *petit bassin* : la concavité du sacrum en arrière, et une partie des os iliaques sur les côtés, en constituent les parois. — Le petit bassin se termine en bas par une ouverture représentant un cœur de carte à jouer ; c'est à cette ouverture qu'on a donné le nom de *détroit inférieur*. Il se voit bien surtout quand on regarde le bassin par *en bas*; en arrière, un petit os, formé de disques osseux superposés ou petites vertèbres rudimentaires, se continuant avec le sacrum, fait saillie dans le détroit inférieur : c'est le *coccyx*. Sur les côtés se voient deux portions volumineuses des os iliaques, proéminentes, par l'intermédiaire desquelles le poids du tronc est transmis au sol dans la situation assise : ce sont les *ischions*.

La ceinture osseuse du bassin est très-incomplète en avant; en haut, elle est très-échancrée; en bas, elle forme une sorte d'arcade, l'*arcade pubienne*. Le *pubis* est la région ou les deux os iliaques se soudent en avant.

Sur les côtés, le bassin est formé exclusivement par les os iliaques, dont la partie supérieure élargie prend le nom de *fosses iliaques externes*. Leur partie moyenne est creusée d'une cavité sphérique où vient se loger la *tête du fémur*; cette cavité s'appelle la *cavité cotyloïde* (1), la partie inférieure est l'*ischion*. Le trou ovale situé un peu en avant, est le *trou obturateur*.

---

(1) *Cotyloïde*, en *forme de cavité profonde*.

ARTICLE IV.

Des os des membres et de leurs articulations.

A. *Os et articulations du membre supérieur.*

Le *membre supérieur* s'articule avec le *tronc* par l'intermédiaire d'un os aplati, *l'omoplate*, situé à la partie supérieure et postérieure du thorax. — Le membre supérieur est divisé en quatre segments : le *bras* qui contient *l'humérus;* *l'avant-bras* qui renferme deux os, le *cubitus* et le *radius;* les poignets, où est logé un massif osseux le *carpe ;* et la *main*, composée d'un grand nombre de petits os. — Il nous faut donner quelques détails sur chacun de ces os et leurs articulations.

1° *Omoplate* (*Fig. 1*, n° 17). C'est un os plat, de forme triangulaire, excavé à sa partie antérieure et appliqué à l'extrémité supérieure et postérieure du thorax. A l'aide de la clavicule, il prend point d'appui sur le sternum. A sa partie postérieure se voit une crête oblique, qu'on peut sentir facilement sous la peau chez le vivant, c'est *l'épine de l'omoplate*, elle limite sur la face postérieure de l'omoplate deux fosses : l'une, supérieure, la *fosse sus-épineuse*, l'autre, inférieure, la *fosse sous-épineuse*. En haut, l'épine de l'omoplate se termine par une partie élargie et aplatie, l'*acromion*, qui, avec l'extrémité correspondante de la clavicule, contribue à former le moignon de l'épaule. L'angle externe et supérieur de l'omoplate porte une partie renflée et creusée d'une cavité peu profonde; c'est la *cavité glénoïde* (1) *de l'omoplate*, et s'articule avec l'*humérus*.

2° *Humérus* (*Fig. 1*, n° 18). L'*humérus* est l'os long qui forme la charpente du *bras*. Il présente une partie moyenne, à peu près cylindrique et régulière, qu'on appelle *corps*, et une extrémité supérieure, semblable à une sphère, c'est la *tête* de l'*humérus*, qui s'articule avec l'omoplate. Son extrémité inférieure est renflée transversalement et irrégulière, pour s'engrener avec les deux os de l'*avant-bras* et former l'*articulation du coude*. Les parties articulaires de cette extrémité inférieure ont les noms suivants, de dedans en dehors : 1° la *trochlée*, semblable à une poulie embrassée par le crochet du cubi-

---

(1) *Glénoïde* signifie en *forme de petite cavité*.

tus; 2° la petite tête du *condyle*, sur laquelle roule le radius.

3° *Cubitus* (*Fig. 1*, n° 19). C'est l'os interne de l'*avant-bras*. Son corps est de forme prismatique et triangulaire. Son extrémité supérieure représente un crochet qui emboîte la trochlée ou poulie de l'humérus; la partie postérieure du crochet qui forme le talon du coude est l'*olécrâne*, et l'antérieure s'appelle *apophyse coronoïde* (1). L'extrémité inférieure du *cubitus* a une petite tête arrondie qui fait partie de l'articulation du poignet.

4° *Radius* (*Fig. 1*, n° 20). Le corps est prismatique. L'extrémité supérieure a la forme d'une *cupule* et roule sur le *condyle* de l'humérus. L'extrémité inférieure est élargie *transversalement*, volumineuse et s'articule avec le carpe.

5° *Carpe* (*Fig. 1*, n° 21). Le carpe est un massif osseux, composé de huit petits os cubiques, interposés entre le radius et le cubitus d'une part, et la main d'autre part : Ils occupent le *poignet*.

6° *Os de la main*. Cinq os longs, appliqués au

---

(1) En *forme de couronne*.

carpe en haut, et se terminant en bas par de petites têtes arrondies, occupent la *paume de la main ;* ce sont les *métacarpiens* (*Fig. 1*, n° 22). Les doigts de la main sont désignés sous les noms suivants : le *pouce*, ou premier droit; l'*index*, ou deuxième doigt ; le *médius*, ou troisième doigt ; l'*annulaire*, ou quatrième doigt ; et l'*auriculaire*, le petit doigt, ou cinquième doigt. Chacun d'eux, *excepté le pouce*, comprend dans son épaisseur trois petits os, qu'on appelle des *phalanges* (*Fig. 1*, n° 23) et qui ont reçu les noms suivants, en partant de la racine du doigt : *phalange, phalangine* et *phalangette* celle qui porte l'ongle. Le pouce n'a que deux phalanges.

7° *Articulations du membre supérieur. a) Articulations de l'épaule (scapulo-humérale).* — La cavité glénoïde de l'omoplate d'une part, et de l'autre la tête de l'humérus, sont les deux parties osseuses de cette articulation. Elles sont unies, par une *capsule* fibreuse (ou *manchon*) qui les enveloppe toutes les deux. La *sphère*, représentée par la tête de l'humérus, roule dans tous les sens sur la cavité glénoïde. Il en résulte que le bras peut s'élever, s'abaisser, se porter en dedans ou en dehors, exécuter ce qu'on appelle le mouvement de *circumduction*, mouvement dans lequel l'autre extrémité de l'humérus ou la main décrit un cercle ; et, enfin, tourner sur lui-même, *rotation* ; les mouvements sont faciles et étendus ; mais, comme la tête de l'humérus est volumineuse, elle sort facilement de la cavité glénoïde ; la capsule fibreuse se déchire et il en résulte ce qu'on appelle une *luxation de l'épaule*.

b) Articulation du coude. — Le *crochet du cubitus* emboîte la *trochlée*, ou poulie de l'*humérus* en dedans ; et en dehors la cupule du *radius* glisse sur le condyle de l'humérus. Des *ligaments* ou *liens fibreux* unissent les trois os. Les seuls mouvements possibles dans l'articulation du coude sont la *flexion* et l'*extension* de l'avant-bras sur le bras, et les mouvements de *pronation* et de *supination*.

On appelle *supination*, le mouvement dans lequel la paume de la main regarde en avant, et *pronation* le mouvement dans lequel elle regarde en arrière. Ces deux mouvements sont le résultat de la rotation sur son axe longitudinal du radius ; dans la pronation, cet os se croise en bas avec le cubitus ; dans la supination, il reste à côté de lui.

Dans ces deux mouvements, la *cupule radiale* tourne sur elle-même, au niveau du condyle huméral. Ces divers mouvements sont utiles à connaître pour l'infirmière, car le chirurgien peut lui recommander de maintenir ou de déplacer l'avant-bras dans une de ces attitudes.

c) *Articulation du poignet.* — La partie élargie du radius, la petite tête du cubitus d'une part, et de l'autre une sorte de *condyle* transversal formé par le massif du carpe la constituent. Les deux mouvements principaux de cette articulation sont la *flexion* et l'*extension* de la main.

d) *Articulations de la main et des doigts.* — Les petits os des *articulations des doigts* glissent les uns sur les autres d'arrière en avant, de manière à produire des mouvements de *flexion* et *d'extension. Dans la flexion,* les phalanges se plient les unes sur les autres vers la paume de la main. *Dans l'extension,* elles se mettent au niveau du dos de la main. Un doigt peut être étendu dans ses deux dernières phalanges et fléchi dans la première. — De tous ces mouvements, les deux plus importants sont le *mouvement d'opposition* et le *mouvement d'indication. Dans le mouvement d'opposition,* le pouce vient se placer successivement en face des autres doigts ; exemple : lorsqu'on saisit un petit objet, un porte-plume, une épingle, un étui, entre le pouce et l'index. — *Dans le mouvement d'indication,* le second doigt, ou l'indicateur est étendu, et montre un objet, tandis que les autres doigts sont fléchis.

B. *Os et articulations du membre inférieur.*

Dans la *cuisse,* on trouve un os, le *fémur;* dans la *jambe,* il y en a deux : le *tibia* et le *péroné* ; enfin le pied est composé des os du *tarse,* des *métatarsiens* et des os des *doigts* (orteils).

1° *Fémur* (*Fig. 1,* n° 24). C'est un grand os long dont le corps est cylindrique et un peu courbé. Son extrémité supérieure consiste dans une *tête* sphérique ou ronde, qui est engagée dans la *cavité cotyloïde* de l'os iliaque, et qui est supportée par un *col* formant un angle presque droit avec le corps de l'os. A sa partie inférieure, le fémur s'élargit et se termine par deux masses osseuses ovoïdes, qu'on appelle les *condyles du fémur.* Ces condyles sont séparés par une gorge ou raînure profonde.

2° *Tibia* (*Fig. 1,* n° 26). Le corps de cet os est triangulaire ; son extrémité supérieure se renfle et forme comme la couronne d'une colonne où l'on voit deux plateaux destinés à supporter les *con-*

dyles du fémur. Les deux plateaux et la partie de l'os voisine sont appelés *condyles du tibia*. L'extrémité inférieure du tibia est un peu renflée aussi et a la forme d'un large plateau, à la partie interne duquel se voit une saillie osseuse, qu'on désigne sous le nom de *malléole interne* (ou cheville).

3° *Péroné*. C'est un os prismatique, très-grêle, terminé par une petite tête, qui s'applique sous le condyle externe du tibia. En bas, cet os s'épaissit, déborde le plateau du tibia, et forme ce qu'on appelle la *malléole externe* (ou cheville). Le plateau tibial, la malléole interne et la malléole externe, par leur réunion, constituent une *mortaise*, qu'on appelle la mortaise tibio-péronière, et qui s'articule avec le pied.

Os du pied. Le squelette du pied a été divisé en trois parties : le *tarse* ou *arrière-pied*, le *métatarse* ou *avant-pied*, et les doigts du pied ou *orteils*.

4° Le *tarse* (*Fig. 1*, n° 26) correspond au *talon* et à la partie du dos du pied voisine de la jambe. Il comprend sept petits os : 1° l'os du talon ou *calcanéum*, qui déborde les os de la jambe en arrière ; 2° sur le calcanéum repose un os, qui porte le nom d'*astragale* et dont la partie supérieure, sculptée en gorge de poulie, s'enclave dans la mortaise formée par le tibia et le péroné ; 3° en avant de la tête de l'astragale se voit le *scaphoïde*, et en avant du scaphoïde, trois petits os, les *cunéiformes* ; le *cuboïde* est situé en dehors des précédents et est en avant du *calcanéum*.

5° Le *métatarse* ou *avant-pied* est composé de *cinq os* allongés, analogues aux métacarpiens; ils forment par leur réunion un gril osseux, qui répond à la partie large du pied.

6° Les *doigts* du pied, nommés *orteils*, comprennent dans leur épaisseur trois *phalanges* comme les doigts de la main.

7° *Articulations du membre inférieur*. On en distingue trois principales : l'articulation de la *hanche*, celle du *genou*, et celle du *cou-de-pied*. Nous dirons aussi quelques mots des nom_ breuses petites articulations du pied.

a) Articulation de la hanche (coxo-fémorale). — Pour la former la sphère osseuse de la tête du fémur s'engage dans le creux profond de la cavité cotyloïde de l'os iliaque. Une capsule fibreuse unit la partie voisine du fémur au pourtour de la cavité cotyloïde.

La *tête du fémur*, dans les divers mouvements de la cuisse, tourne dans la cavité cotyloïde ; c'est ainsi que la cuisse peut être *fléchie* (ou portée en avant, sa face antérieure se rapprochant du

ventre), ou *étendue*, c'est-à-dire portée en arrière, ou portée en dehors (*abduction*), ou portée
en dedans (*adduction*), ou tournée sur place (*rotation*), ou encore décrire par son extrémité inférieure un cercle (*circumduction*).

b) *Articulation du genou.* — Les *condyles du
fémur* en haut, et, en bas, les plateaux et *condyles du tibia* les constituent.

En avant, un petit os triangulaire complète
l'espace compris entre les deux condyles, c'est
la *rotule* ou palette du genou. Le *genou* peut
être fléchi ou étendu; dans ces deux mouvements,
les condyles du fémur roulent sur les deux plateaux du tibia; il est impossible, sans causer
préjudice et douleur, d'étendre la jambe plus
loin, en avant, que selon l'axe du fémur.

c) *Articulation du cou-de-pied.* — Elle est
formée de la mortaise, constituée par le tibia
et le péroné en haut, et de l'*astragale* en bas.

Des *ligaments* ou *liens* puissants, situés sur
les côtés, unissent les os. Lorsqu'on fléchit le pied,
son dos se rapproche de la face antérieure de la
jambe, mais il ne peut parvenir à la toucher;
lorsqu'on l'étend, le talon se lève en haut et en
arrière; dans ces deux mouvements, l'astragale
glisse dans la mortaise tibio-péronière.

d) *Articulations du pied.* — Ce sont toutes ces

petites articulations par lesquelles les os du *tarse*, du *métatarse* et des *orteils* se correspondent. Ces os glissent ou roulent les uns sur les autres lorsqu'on porte, dans un sens ou dans l'autre, la pointe du pied. Les *os du tarse et du méta-tarse* forment ensemble une *voûte*, sur laquelle appuie la jambe et sur laquelle, par conséquent, repose le corps tout entier. Le *creux* de cette *voûte* porte le nom de *plante du pied*.

CHAPITRE III.

Des muscles.

Les *muscles* sont des masses charnues, qui ont la propriété de se *contracter*, c'est-à-dire de se raccourcir, et par ce moyen de mouvoir les os auxquels ils s'*attachent*.

Ils forment, par leur ensemble, la *chair* des animaux, cette partie rouge, saignante, qui est la *viande de boucherie*. — Ainsi, le *filet* est un muscle très-tendre qui occupe l'abdomen et qui, sortant à la racine de la cuisse, sert à mouvoir celle-ci sur le bassin. Le *faux-filet* correspond aux muscles qui sont situés dans le dos, aux reins, à la région lombaire. Pour faire le bouillon, on emploie les muscles de la fesse des grands animaux : après la cuisson, il reste le morceau bouilli, et comme la chaleur a fait fondre la graisse, on peut ainsi constater qu'un muscle est formé d'une multitude de *fibres*, ou, si l'on préfère, de petits *faisceaux* de muscles. Toutes ces fibres se contractent ensemble pour produire le *mouvement*.

L'*aloyau*, les parties charnues des *côtelettes*, le *gigot* ou cuisse de l'animal, et l'épaule sont composées par les muscles de ces régions.

Les muscles ne *s'attachent* pas toujours aux os par leurs fibres charnues : souvent, ils se fixent dans la substance même de l'os, par une sorte de cordon très-dur, très-résistant, qu'on appelle un *tendon*.

Sur le dos du poignet et de la main, on voit saillir cinq ou six cordons qui soulèvent la peau: ce sont les *tendons des muscles extenseurs des doigts* ; de même, en avant, au poignet, on voit sous la peau les tendons des *muscles fléchisseurs de la main et des doigts*. — On commet vulgairement l'erreur grossière d'appeler *nerfs* les *tendons* des muscles : ce qu'on nomme le *nerf de bœuf* est un tendon desséché.

Les masses *charnues*, qui composent les muscles, ont tantôt une *forme allongée*, la forme d'un *fuseau* (*fusiforme*) ; ainsi, au bras, à la cuisse, où ils s'allongent selon l'axe du membre ; tantôt ils sont larges et plats, lorsqu'ils se fixent aux parois d'une cavité, ainsi les muscles de la poitrine et de l'abdomen.

Mais, il est utile pour tous, et en particulier pour les gens qui soignent les malades, de connaître la *disposition générale* des muscles dans le corps humain, car ce sont eux qui, avec les os, lui donnent sa *forme*, et qui permettent de comprendre les *mouvements des membres*. Tout ce qui est *mouvement* est produit par la *contraction d'un muscle*.

Etudions donc rapidement les muscles dans chaque partie du corps.

ARTICLE Ier.

Muscles de la face.

Les *muscles de la face* sont de petites languettes charnues, qui se fixent d'une part aux os, et de l'autre à la face profonde de la peau. Ce sont des *muscles peauciers*, comme on les appelle. — Quand ils se contractent, ils *plissent* et *rident* la peau en différents sens : ainsi, dans le rire, dans l'acte de pleurer, ils forment les plis du visage. Ils donnent, en un mot, son jeu à la *physionomie*, jeu si parfait, si délicat, qu'on peut souvent distinguer sur la face les *impressions intimes* des autres hommes. — (La *Fig. 2* donne une bonne idée générale des muscles de la face.)

Un certain nombre de ces muscles meuvent la peau du *front* ; d'autres élèvent les côtes ou les ailes du *nez* ; il en est pour tirailler en différents sens les angles ou *commissures* des *lèvres*.

Autour des *yeux*, nous devons signaler les muscles suivants : 1° un muscle unique occupe les deux *paupières*, et les entoure d'un *cercle* ; les fibres de ce muscle, en se contractant, fer-

---

Fig. 2. — 1, Artère carotide primitive droite. — 2, Artère carotide interne. — 3, Carotide externe. — 4, Thyroïdienne supérieure. — 5, Linguale apparaissant entre les deux faisceaux de l'hypoglosse.— 6, Faciale. — 7, Labiale inférieure, disparaissant sous le triangulaire des lèvres. — 8, Labiale supérieure. — 9, Artère de la sous-cloison. — 10, Artère de l'aile du nez. — 11, Rameau par lequel la branche nasale de l'ophthalmique s'anastomose avec la partie terminale de la faciale. — 12, Artère sous-mentale. — 13, Partie terminale de la dentaire inférieure. — 14, Occipitale. — 15, Branches terminales ou cutanées de cette artère. — 16, Anastomose de l'occipitale avec la branche postérieure de la temporale superficielle. — 17, Auriculaire postérieure.— 18, Origine de la maxillaire interne.— 19, Temporale superficielle. — 20, Transversale de la face. — 21, Branche postérieure ou verticale de la temporale superficielle. — 22, Branche antérieure de la même artère. — 23, Artère sus-orbitaire ou frontale externe. — 24, Artère frontale interne. — 25, Sous-clavière s'engageant entre les deux scalènes pour passer sur la première côte. — 26, Origine de la mammaire interne. — 27, Sus-scapulaire. — 28, Scapulaire postérieure ou cervicale transversale. — 29, Vertébrale. — 30. Thyroïdienne inférieure.

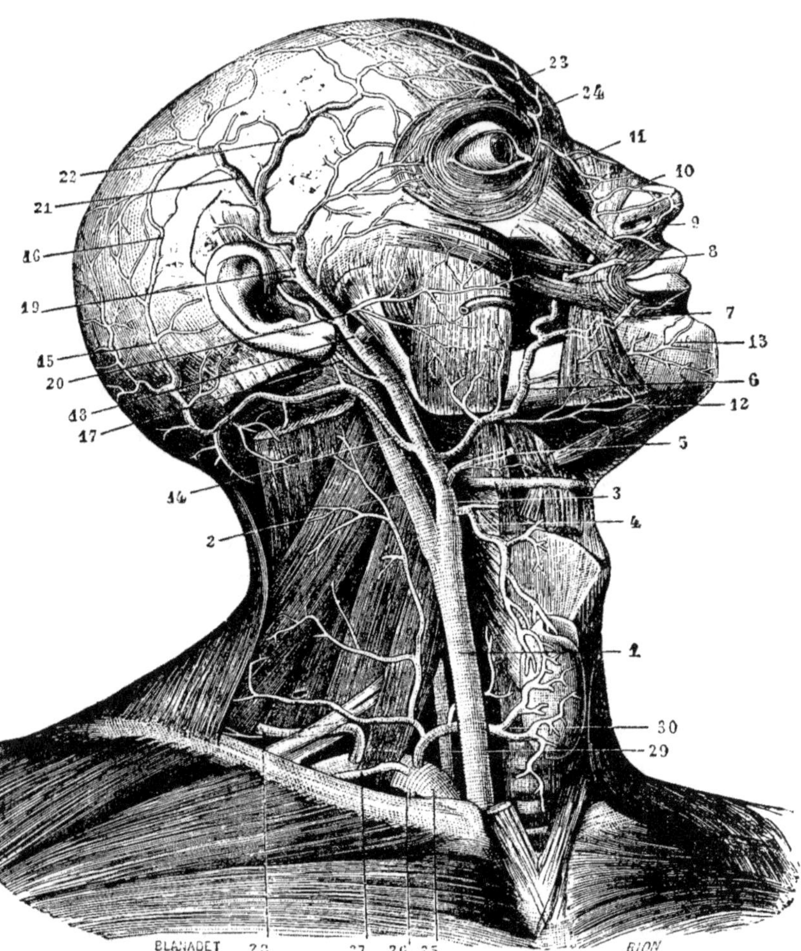

23
24
11
10
22
21
9
16
8
19
7
13
15
6
20
12
18
5
17
3
14
4
2
1
30
29
BLANADET
28
27
26
25
BION

ment le cercle, c'est-à-dire ferment les paupières : c'est le *muscle orbiculaire des paupières.*

2° Un autre muscle situé dans la cavité de l'œil, dans l'*orbite*, élève la *paupière* supérieure : on l'appelle le *releveur de la paupière.*

3° Enfin d'autres petits muscles, situés aussi dans l'orbite, s'attachent au globe de l'œil et servent à le mouvoir dans tous les sens.

A la *bouche,* autour des *lèvres,* existe aussi un muscle ayant la forme d'un cercle qui, en se contractant, ferme les lèvres : c'est *l'orbiculaire des lèvres.* — On appelle *buccinateur,* un muscle qui occupe les *joues,* et qui a pour but de les ramener à leur état naturel, de les aplatir, lorsqu'elles sont gonflées, distendues par l'air accumulé dans la bouche, par exemple, lorsqu'on joue de la trompette ou qu'on souffle dans une bouteille.

La *mâchoire inférieure* est, nous l'avons déjà dit, seule mobile. Elle *s'abaisse* vers le cou, ou *s'élève* vers la mâchoire supérieure. C'est ainsi qu'est produit *le mouvement d'ouverture et de fermeture de la bouche.* Lorsqu'on mâche, qu'on écrase sous les dents les aliments, la mâchoire se meut en différents sens. Tous ces mouvements sont produits par des *muscles* dits *masticateurs;* ils sont tous situés dans la profondeur des os de la face, à l'exception de deux, l'un qui occupe toute la *tempe*, et qui vient se fixer sous la joue, à la branche montante de la mâchoire inférieure, c'est le *muscle temporal* ; l'autre est la partie la plus reculée de la joue, au niveau de l'angle de la mâchoire; il est très-puissant, surtout chez certains animaux qu'on appelle des *carnassiers* (loup, lion, chien, etc.) : c'est le *muscle masséter*. (Près du n° 30, *Fig. 2*.)

ARTICLE II.

Muscles du cou.

Au milieu du cou, en avant, se voit, surtout chez l'homme, une saillie qu'on appelle la *pomme d'Adam*. C'est immédiatement au-dessus de cette saillie que se trouve un petit os, qui a la forme d'un fer à cheval, et qu'on appelle l'*os hyoïde*. Il faut le connaître parce que c'est sur lui que se fixent la plupart des muscles du cou. Ainsi, en haut, entre lui et la mâchoire sont trois ou quatre muscles (*muscles sus-hyoïdiens*) qui, en se contractant, abaissent la mâchoire vers lui. D'autres muscles partent du bord inférieur de cet os et vont au *sternum* ; ils abaissent l'os hyoïde lui-même et, par conséquent, la mâchoire inférieure (*muscles sous-hyoïdiens*).

Sur les *côtés du cou*, tendu comme une corde oblique, est un muscle qui va de la tête au sternum et qui a pour rôle d'abaisser la tête ou de la faire tourner, c'est le *muscle sterno-mastoïdien*; lorsque, sous l'influence du froid,du rhumatisme, il devient dur, et se contracture, il y a ce qu'on appelle le *torticolis. En arrière du cou* se voient les muscles de la *nuque*, qui meuvent le cou, font tourner les vertèbres cervicales, ou étendent la tête.

ARTICLE III.

Muscles du thorax ou de la poitrine.

Les muscles qui se trouvent sur le *thorax* ont pour but principal de produire les *mouvements de la respiration*. Les uns élèvent et écartent les *côtes*; ils élargissent la *cage thoracique*. Ce mouvement appelle l'air dans les poumons; c'est le *mouvement d'inspiration*; les muscles qui le produisent s'appellent *muscles inspirateurs*.

Les autres, au contraire, abaissent les côtes, les rapprochent et rétrécissent la cage thoracique; le mouvement produit s'appelle l'*expira-

tion, et les muscles qui le produisent s'appellent les *muscles expirateurs*.

Les *muscles inspirateurs* occupent presque tous la profondeur du cou et prennent appui sur la colonne vertébrale, pour élever les côtes ; quelques-uns se fixent à l'*omoplate* ; un autre va du bras au thorax, c'est le *muscle grand pectoral*, dont le bord fait saillie en avant du creux de l'aisselle lorsqu'on écarte le bras du tronc. Les *grands pectoraux occupent* toute la partie supérieure de la poitrine et sont situés derrière le *sein* chez l'homme et chez la femme.

Les *muscles expirateurs occupent*, pour la plupart, les parois de l'*abdomen* ; nous les décrirons plus loin.

Parmi les muscles de la respiration, il en est un très-important qui est situé dans l'intérieur de la cage thoracique : c'est le *muscle diaphragme*.

Le *diaphragme* a la *forme* d'une voûte dont le creux (concavité) regarde l'abdomen, et dont la partie saillante ou convexe répond au thorax. Sur cette convexité reposent les *poumons* ; son creux s'appuie sur les *intestins* et les *viscères* de l'abdomen. Lorsque le muscle, en se contractant, s'abaisse, il augmente la cage thoracique et appelle l'air dans les poumons : c'est donc un *muscle inspirateur*, et c'est un inspirateur puissant.

Lorsqu'on applique un *bandage de côtes trop serré*, on gêne les mouvements de ce muscle et on empêche la respiration ; il faut avoir soin de ne pas faire cela, surtout chez les enfants qu'on pourrait ainsi asphyxier et faire mourir promptement. Le diaphrame *sépare*, à l'intérieur, la *poitrine* de l'*abdomen*.

ARTICLE IV.

Muscles de l'abdomen.

La paroi antérieure et les côtés du ventre sont essentiellement formés par des muscles plats qui s'étendent de la partie inférieure du thorax aux os du bassin. Ces muscles, en se contractant, peuvent soit abaisser les côtes et rétrécir le thorax : ils sont alors *expirateurs* ; —soit tendre les parois du ventre, les appliquer sur les intestins : ce sont alors les agents de la *défécation* et de la *miction*.

ARTICLE V.

Muscles de l'épaule et du membre supérieur.

Les *muscles de l'épaule* occupent les creux de l'*omoplate*, les uns au-dessous de l'*épine*, les autres au-dessous ou à la face antérieure. Ils s'étendent des deux faces de l'omoplate à la tête de l'*humérus*, aux deux saillies qu'on voit à cette tête. En se contractant, ils font tourner en différents sens la tête de l'os (et par conséquent le bras lui-même) sur la *cavité glénoïde*, ce sont surtout des *muscles rotateurs* de l'humérus sur son axe.

L'*élévation du bras* est produite par un muscle très-important, qui recouvre toute l'articulation en dehors, et qui donne à l'épaule sa forme arrondie, c'est le *muscle deltoïde*. Le moignon de l'épaule répond à la partie la plus saillante de ce muscle ; essayez d'élever le bras et de le porter en dehors, et vous verrez ce muscle devenir rigi-

---

Fig. 3. — 1, Tronc de l'artère axillaire. — 2, Acromio-thoracique. — 3, Branche postérieure ou acromiale de cette artère. — 4, Rameau qu'elle donne à la portion claviculaire du grand pectoral. — 5, Branche antérieure ou thoracique de la même artère. — 5', Thoracique inférieure, ou longue. — 6', 6', Branches antérieures ou perforantes de la mammaire interne. — 7, Scapulaire inférieure se divisant en deux branches, l'une postérieure ou scapulaire, l'autre antérieure ou thoracique. — 8, Branche postérieure de cette artère se subdivisant en trois gros rameaux destinés au grand rond, au sous-scapulaire et au sous-épineux. — 9, Branche antérieure de la même artère se partageant en deux rameaux qui se rendent, l'un au grand dorsal, l'autre au grand dentelé. — 10, Rameau qui se ramifie dans le grand dorsal. — 11, Rameau qui se distribue au grand dentelé. — 12, Origine de la circonflexe postérieure. — 13, Circonflexe antérieure. — 11, 14, Artère humérale. — 15, Humérale profonde, ou collatérale externe. — 16, Branches externes de l'humérale cheminant entre le brachial antérieur et le biceps auxquels elle se distribue. — 17, Autre branche externe qui pénètre dès son origine dans l'épaisseur du biceps. — 18, Branche superficielle du brachial antérieur. — Collatéral interne. — 21, Nerf médian dont la portion brachiale a été excisée pour découvrir plus complétement l'artère humérale.

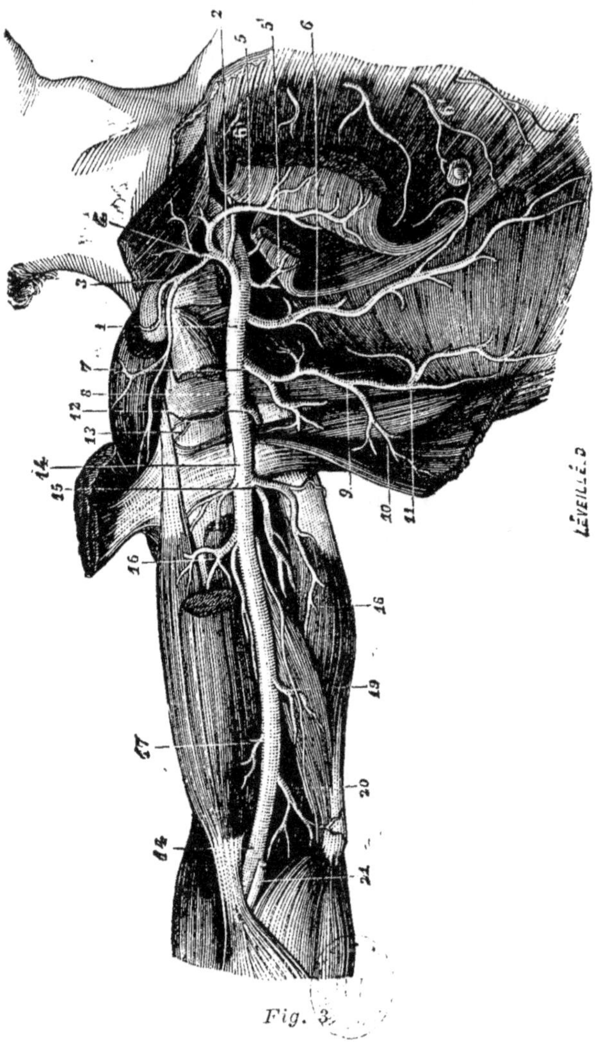

Fig. 3.

de et se contracter : en appliquant la main sur le moignon de l'épaule, vous sentirez parfaitement ce durcissement. Le bras est rapproché du tronc par le *grand pectoral*, déjà décrit, et situé en avant du creux de l'aisselle, et par le *grand dorsal* qui forme le bord postérieur du *creux de l'aisselle* et occupe l'arrière du dos.— (On peut avoir une idée générale des muscles du bras et de l'avant-bras sur les *Fig. 3 et 4*.)

L'*avant-bras* est fléchi et étendu sur le bras par des muscles qui occupent le *bras*. Essayez de fléchir l'avant-bras et vous verrez *se dessiner, à la partie moyenne des bras*, une sorte de boule, vous la sentirez durcir si vous appliquez la main ; c'est la *boule gymnastique* comme on l'appelle ; elle est produite par la contraction du *muscle biceps* ou *muscle fléchisseur de l'avant-bras sur le bras*. D'autres muscles, situés au-dessous de lui, contribuent aussi à ce mouvement.

L'*extension de l'avant-bras sur le bras* est le résultat de la contraction d'un muscle puissant qui occupe toute la partie postérieure du bras et qui vient se fixer à l'*olécrâne* : c'est le *muscle triceps*.

Les *muscles* qui occupent l'*avant-bras* sont destinés à produire les mouvements de la *main* et des *doigts*. A la *face antérieure* sont les *muscles fléchisseurs de la main et des doigts*; ils forment immédiatement au-dessous du coude deux saillies latérales séparées par un creux médian ; leurs *tendons* font saillie comme une corde tendue au poignet ; ils passent sous une *arcade fibreuse* à ce niveau, puis traversent le *creux* de la main et vont aux doigts.

A la *face postérieure de l'avant-bras* sont les *muscles extenseurs de la main et des doigts* ; leurs tendons se voient au dos du poignet et de la main.

Lorsque nous avons décrit le *squelette* de l'avant-bras et de la main, nous avons parlé des *mouvements* de *pronation* et de *supination*. Dans la *pronation*, le dos de la main regarde en avant ; dans la *supination*, c'est le contraire. Ces mouvements sont produits par des muscles situés profondément sur le *radius*.

A la *paume de la main*, de chaque côté du creux de cette paume, se voient deux saillies dont l'une occupe la racine du pouce (*éminence thénar*) et dont l'autre répond au petit doigt (*éminence hypothénar*). Ces deux éminences sont formées par les muscles moteurs du pouce et du petit doigt, ils les étendent ou les fléchissent, les portent en dedans ou en dehors. Ces muscles, en se contractant, produisent ce qu'on appelle le *mouvement d'opposition*. On appelle ainsi un mouve-

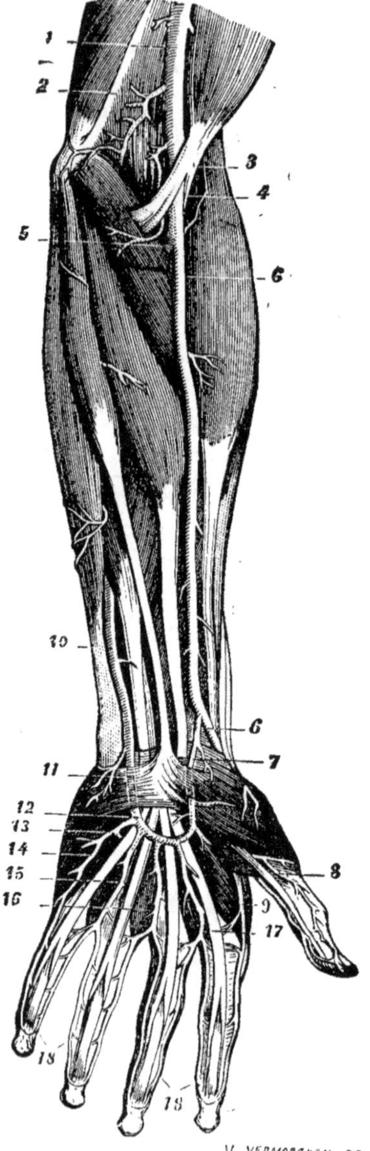

Fig. 4. — 1, Extrémité inférieure de l'artère humérale. — 2, Collatérale interne. — 3, Expansion fibreuse du biceps. — 4, Tendon de ce muscle. — 5, Origine de l'artère cubitale. — 6,6, Artère radiale. — 7, Branche radio-palmaire. — 8, Collatérale externe du pouce. — 9, Collatérale externe de l'index. — 10, Extrémité inférieure de l'artère cubitale. — 11, Portion carpienne de cette artère. — 12, Arcade palmaire superficielle. — 13, Branche cubito-radiale disparaissant sous la masse des tendons fléchisseurs des doigts. — 14, Première branche digitale se prolongeant inférieurement pour former la collatérale interne du petit doigt.—15, Seconde branche digitale se divisant en bas pour former la collatérale externe du petit doigt et la collatérale interne de l'annulaire.— 16, Troisième branche digitale se divisant comme la précédente, pour donner la collatérale externe de l'annulaire et la collatérale interne du médius. — 17, Quatrième branche digitale donnant la collatérale externe du médius et la collatérale interne de l'index. — 17,18, Collatérales des quatre derniers doigts.

ment dans lequel la *pulpe du pouce* vient se mettre en rapport avec celle du *petit doigt* ou des *autres doigts*. C'est un mouvement très-important que n'ont pas les animaux et qui permet à l'homme de se servir de sa main comme d'une pince pour saisir les petits objets.

ARTICLE VI.

Muscles de la hanche et du membre inférieur.

Toute la partie comprise entre la fosse iliaque externe et le grand trochanter du fémur est comblée par des muscles volumineux et importants qui servent à mouvoir la cuisse sur le bassin et surtout à produire les mouvements d'*extension*, de *rotation*, et d'*abduction* (1). Ils ont une disposition analogue à celle des muscles de l'épaule. Le plus volumineux d'entre eux est le *grand fessier* qui recouvre tous les autres, et qui forme la saillie de la *fesse*. Son bord inférieur dessine à la racine de la cuisse, en arrière, un pli, dénommé le *pli fessier*. — De la face interne

---

(t) Action d'attirer en dehors.

de l'os iliaque et de la partie voisine de la colonne lombaire, *dans le bassin*, naît un muscle qui sort du bassin par sa grande échancrure antérieure, passe en avant de l'*articulation coxo-fémorale*, et va se fixer à la partie supérieure du fémur, c'est le muscle *psoas-iliaque*. *Il fléchit la cuisse sur le bassin*, c'est-à-dire qu'il rapproche la face antérieure de la cuisse, de la face antérieure de l'abdomen.

Nous avons déjà dit que la chair de ce muscle, remarquable par sa délicatesse, constituait ce qu'on appelle le *filet*, chez les animaux de boucherie.

Parmi les muscles de la cuisse, les uns sont à la face antérieure du fémur, les autres à sa face postérieure, d'autres à sa partie interne (*Fig. 5*).

Les muscles de la face antérieure viennent de l'extrémité supérieure du fémur, et forment par leur union le *muscle triceps*, qui se termine par un tendon se fixant à la rotule. La *rotule* elle-même est attachée par un *ligament* très-puissant, à la partie antérieure et supérieure du tibia : ce muscle, en se contractant, étend la jambe sur la cuisse.

Les muscles postérieurs vont, comme le précédent, de la partie postérieure du fémur à la partie

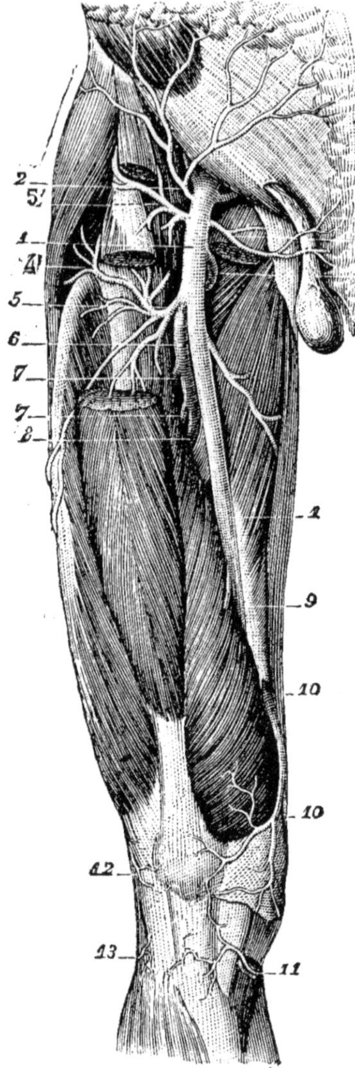

Fig. 5. — 1, 1, Tronc de la fémorale. — 2, Téguments de l'abdomen. — 3, Honteuses externes qui naissent ici par un tronc commun, mais qui ne tardent pas à se séparer pour passer, l'une au-dessus, l'autre au-dessous de l'aponévrose. — 4, Origine de la circonflexe interne. — 5', Circonflexe externe naissant de la fémorale par un tronc commun avec la grande musculaire superficielle.—6,Fémorale profonde. — 7, 7, Première et seconde perforante. — 8, Partie terminale de la fémorale profonde représentant une troisième perforante. — 9, Tronc de la fémorale s'engageant dans l'anneau du troisième adducteur.— 10, 10, Grande anastomotique. — 11, Articulaire supérieure externe. — 12, Articulaire inférieure externe.

supérieure de la jambe : ce sont les *fléchisseurs de la jambe* (*Fig*. 7).

Lorsqu'ayant écarté la jambe d'un côté, de celle du côté opposé, le pied étant appuyé sur le sol, on essaye de la rapprocher, on voit se former au côté interne de la cuisse des cordes volumineuses et saillantes : ce groupe de muscles qui se contractent ainsi est le groupe des *muscles adducteurs*, ou muscles rapprochant les cuisses l'une de l'autre, lorsqu'elles sont écartées.

A la jambe, les muscles occupent : 1° en avant, le creux compris entre le tibia et le péroné, ce sont les *muscles fléchisseurs du pied* sur la jambe et *extenseurs des orteils*, ou *doigts* du pied : on voit leurs tendons, dans ce mouvement, saillir comme une corde, au niveau du cou-de-pied (*Fig. 6*).

2° En dehors, à la face externe du péroné, sont les deux muscles *péroniers*, qui font tourner la pointe du pied.

3° En arrière (*Fig. 8*), les muscles occupent, comme en avant, le creux compris entre le tibia et le péroné ; ils ont pour but d'étendre le pied sur la jambe, ou de fléchir les orteils : ceux qui étendent le pied se rendent à un tendon très-puissant qui fait saillie au-dessus du talon, et qu'on appelle le *tendon d'Achille*. Ceux qui fléchissent les orteils descendent sous la plante du pied, et vont jusqu'aux doigts où ils se fixent.

Au pied, sous la voûte, existent aussi deux groupes de muscles analogues à ceux de la main, qui sont à la racine du pouce et du petit doigt : comme eux, ils sont destinés à mouvoir le petit doigt et le pouce.

CHAPITRE IV

Cœur et vaisseaux.

Dans le corps humain, il existe un ensemble de *canaux* destinés à porter le sang dans tous nos organes, dans la tête et les membres, comme dans les viscères de la poitrine et de l'abdomen.

Ces canaux sont de deux espèces : les uns portent le sang du cœur aux organes, les autres le rapportent des organes au cœur : les premiers portent le nom d'*artères*, les autres *celui de veines*.

Le *cœur*, les *artères* et les *veines* constituent l'*appareil de la circulation*, ainsi nommé parce que le sang y décrit un cercle complet; il revient

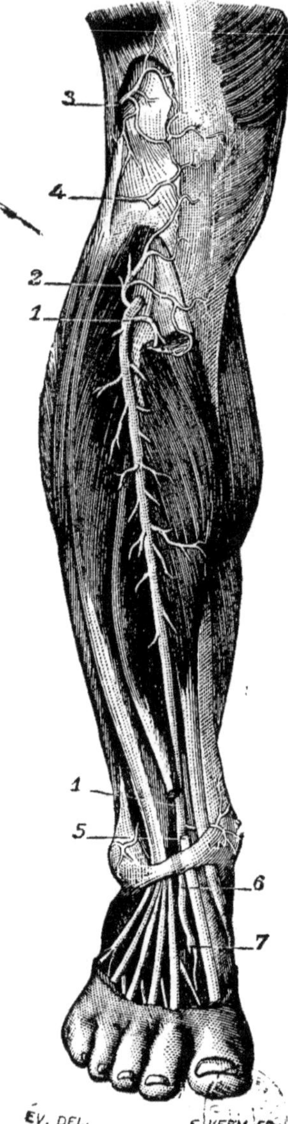

Fig. 6. — 1, 1, Tibiale antérieure. — 2, Récurrente tibiale. — 3, Articulaire supérieure externe. — 4, Articulaire inférieure externe. — 5, Tibiale antérieure croisant le tendon de l'extenseur propre du gros orteil et s'engageant dans la gaîne de ce tendon pour se prolonger sur la face dorsale du pied; le tendon a été excisé pour montrer l'artère sous-jacente. — 6, Artère pédieuse. — 7, Même artère donnant un rameau qui se porte au gros orteil en s'enfonçant ensuite dans le premier espace inter-osseux pour aller s'anastomoser avec l'arcade plantaire.

au point de départ après avoir parcouru tous les organes.

ARTICLE Ier.

Du cœur, de l'aorte et des vaisseaux du poumon.

Le *cœur* est un *muscle* creux destiné à chasser le sang dans les vaisseaux, à le *faire circuler*.

Le *cœur* est situé dans le *thorax* ou *poitrine*, du *côté gauche*, entre les deux poumons.

Il est protégé en avant par le sternum, mais il le déborde à gauche au niveau des 4e, 5e et 6e côtes. On sait que sa pointe bat dans le 6e espace inter-costal gauche, au-dessous du sein correspondant.

Le cœur a la *forme* d'un gros œuf, et chez l'homme il ressemble assez au cœur des animaux de boucherie, du bœuf, par exemple, mais il est moins volumineux que le cœur de cet animal.

Lorsqu'on ouvre un cœur, on reconnaît qu'il est divisé par une grande *cloison verticale* en deux moitiés, l'une *droite*, l'autre *gauche* : la *droite* re-çoit le sang des veines, la *gauche* chasse le sang dans les artères : ces deux moitiés portent le nom de *cœur droit* et de *cœur gauche*. Chacun de ces cœurs est encore divisé en deux parties par une *cloison transversale* : l'une plus petite, supérieure, est l'*oreillette ;* l'autre, plus grande, inférieure, est le *ventricule.* Ainsi, il existe une oreillette droite et un ventricule droit, une oreillette gauche et un ventricule gauche.

Le *sang des veines,* ou *sang noir,* est versé dans l'oreillette droite ; celle-ci, en se contractant, le chasse dans le ventricule droit. Puis, celui-ci le projette par un gros vaisseau spécial, *l'artère pulmonaire,* dans les *poumons.* Là, *le sang noir devient du sang rouge,* et est rapporté au cœur par les *veines pulmonaires.* Il est versé dans *l'oreillette gauche* ; celle-ci le pousse dans le *ventricule gauche,* puis, de là, dans les *artères.*

Ainsi, le sang parcourt deux *cercles* complets : l'un, du cœur aux poumons et des poumons au cœur, c'est la *petite circulation,* dans laquelle le sang devient du sang pur ou rouge au contact de l'air ; l'autre cercle, du cœur aux organes, et de ceux-ci au cœur : c'est la *grande circulation.*

Entre l'oreillette et le ventricule de chacun des deux cœurs, et à l'origine des deux grosses artères qui partent des ventricules, *l'artère pulmonaire* et *l'artère aorte,* existent des *soupapes* ou *valvules* dont l'ouverture et la fermeture sont la cause des *bruits du cœur,* qu'on entend en plaçant l'oreille contre la poitrine.

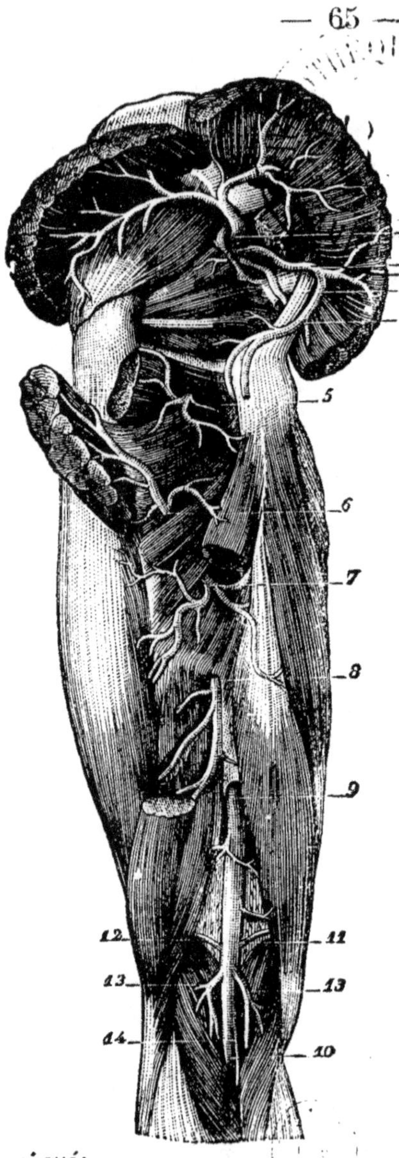

Fig. 7. — 1, Fessière.
— 2, Sciatique. — 3,
Branche inférieure de
cette artère.— 4, Tronc
de la honteuse entou-
rant l'épine sciatique.
— 5, Partie terminale
de la circonflexe interne
passant entre l'obtura-
teur externe et le bord
supérieur du grand ad-
ducteur; le muscle carré
a été divisé à son atta-
che interne et renversé
en dehors pour la met-
tre en évidence. — 6,
Partie terminale de la
première perforante. —
7, Partie terminale de
la seconde perforante.
— 8, Partie terminale
de la troisième perfo-
rante. — 9, Extrémité
supérieure de l'artère
poplitée. — 10, Extré-
mité inférieure de cette
artère s'engageant sous
les jumeaux. — 11, Ar-
ticulaire supérieure in-
terne. — 12, Articulaire
supérieure externe. —
13, 13, Artères jumelles.
— 14, Branche longue
et grêle qui chemine
dans l'interstice des ju-
meaux.

Le cœur, avons-nous dit, est un muscle creux, et comme tous les muscles il se contracte, il se raccourcit; il rétrécit ses cavités et en chasse ainsi le sang.

Le sang est projeté par la *contraction du cœur gauche* dans l'*aorte* et de là dans tous les organes.

Qu'est-ce donc que l'*aorte*? L'aorte est la plus grosse artère du corps humain. C'est un tube plus gros que le pouce d'un homme vigoureux, qui, au sortir du ventricule gauche du cœur, se recourbe en *crosse* pour descendre dans le thorax, le long de la colonne vertébrale, et ensuite dans l'abdomen, à la partie inférieure duquel il se divise en deux branches, pour chacun des deux membres inférieurs.

Dans son trajet *dans la poitrine*, l'aorte fournit les artères qui vont à la tête et aux membres supérieurs, et de petites artères qui se distribuent aux parois de la poitrine.

Dans l'abdomen, l'aorte envoie des artères aux viscères de cette cavité : à l'*estomac*, aux *intestins*, au *foie*, aux *reins*, à la *vessie*, etc., et aussi aux parois de cette cavité

ARTICLE II.

Vaisseaux de la tête et du cou.

Au moment où *l'artère aorte* décrit sa crosse, elle fournit à droite une grosse artère qui bientôt se divise en deux branches : *l'artère carotide droite* et la *sous-clavière droite*; à gauche deux artères, la *carotide gauche* et la *sous-clavière gauche*. Nous ne nous occuperons dans cet article que des *artères carotides* qui montent sur les côtés du cou, et vont porter le sang dans la tête.

Au cou, les *carotides* sont situées de chaque côté, sous les *sterno-mastoïdiens*, qui la croisent obliquement; on peut facilement les voir battre à la base du cou chez les personnes maigres et les sentir avec le doigt (*Fig. 2*, n° 1). Si dans une plaie du cou, par exemple celle que produit un coup de rasoir, les artères ou une de leurs branches était ouverte, il faudrait, pour arrêter l'hémorrhagie, que l'infirmière présente porte rapidement les doigts au niveau du bord antérieur des sterno-mastoïdiens, et presse les parties molles contre la colonne vertébrale.

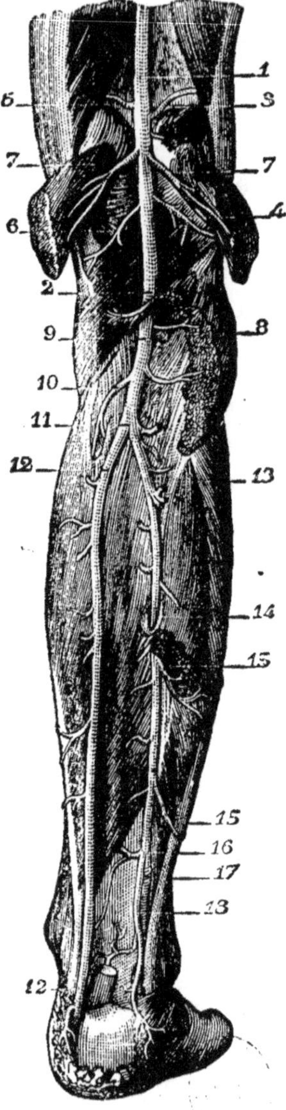

Fig. 8. — 1. Tronc de l'artère poplitée. — 2. Ce même tronc
s'engageant dans l'anneau du so-
léaire.— 3, Articulaire supérieure
externe.—4,Articulaire inférieure
externe. — 5, Articulaire supérieure interne. — 6, Articulaire
inférieure interne. — 7, 7, Artères jumelles. — 8, Origine de la
tibiale antérieure. — 9, Tronc
tibio-péronier.— 10, Artère nour-
ricière du tibia.— 11, Bifurcation
du tronc tibio-péronier. — 12, 12,
Tibiale postérieure. — 13, Péronière.—14, Même artère s'engageant
dans l'anneau fibreux que lui présentent le jambier postérieur et le
long fléchisseur propre du gros
orteil. — 15, 15, Branche que
donne cette artère aux péroniers
latéraux. — 16, Branche par laquelle elle s'anastomose avec la
tibiale postérieure. — 17, Bifurcation de la péronière. — 18, Péronière postérieure.

Les *artères carotides se divisent* en deux grosses branches : l'une, la *carotide interne* (*Fig. 2*, nº 2), monte dans le crâne et porte le sang au cerveau ; l'autre, la *carotide externe* (*Fig. 3*, nº 3), fournit des branches à la *face* et au *cou*.

Le *sang revient* de la tête et du cou, vers le cœur, par des veines qu'on appelle les *jugulaires*.

ARTICLE III.

Vaisseaux du membre supérieur.

Les deux grosses artères qui vont au membre supérieur se portent, en dehors, entre la clavicule et la première côte ; on les appelle en ce point *artères sous-clavières* (*Fig. 2*, nº 25), puis, elles sont cachées par le *grand pectoral*, sortent derrière lui, et traversent le *creux de l'aisselle*, où elles prennent le nom d'*artères axillaires* (*Fig. 3*, nº 1) ; enfin, elles longent la partie interne du bras, jusqu'au pli du coude, où elles se divisent en deux branches : au bras, on les nomme *artères brachiales* ou *humérales* (*Fig. 3*, nᵒˢ 14, 14).

Les *artères humérales* se divisent en deux

artères qui descendent à la face antérieure de l'avant-bras jusque dans la paume de la main, où elles se réunissent en formant une arcade. Ces deux branches sont *l'artère radiale* (*Fig. 4*, nos 6, 6) en dehors, et *l'artère cubitale* (*Fig. 4*, no 10), en dedans ; l'arcade porte le nom *d'arcade palmaire* (*Fig. 4*, no 12). C'est sur *l'artère radiale*, à sa partie inférieure, que le médecin tâte le *pouls*. Pour tâter le pouls, à deux ou trois centimètres au-dessus du poignet, en dehors, sur la face antérieure du radius, on déprime légèrement les parties molles et l'on suit facilement les battements de l'artère.

Dans le cas d'hémorrhagies produites par une plaie de la main, de l'avant-bras et de la partie inférieure du bras, quelle doit être la conduite de l'infirmière, en attendant l'arrivée du médecin ?

L'infirmière peut d'abord essayer d'arrêter le sang, en comprimant *doucement* la plaie, avec les doigts introduits dedans ; mais, en général, comme les doigts peuvent blesser, il faut protéger les chairs en introduisant dans la plaie un petit bourdonnet de charpie ou des rondelles d'amadou.

Si on ne peut maintenir les doigts, on pose, les unes au-dessus des autres, plusieurs rondelles, un gâteau de charpie et une compresse, et par-dessus on roule une bande de toile d'une manière assez serrée. Mais, il est possible que, par ce moyen, le sang continue de couler, il faut alors appliquer un garrot à la partie moyenne du bras, selon ce qui sera enseigné plus tard. Au-dessous du lien transversal, on peut placer une petite compresse, or, il faut savoir pour cela le siége exact de l'*artère humérale*, au bras. Cette artère est située immédiatement en dedans de la saillie du *biceps*; en déprimant les parties molles de ce point, on affaisse l'artère sur l'os, et on peut arrêter l'hémorrhagie.

Si la plaie occupe le haut du bras, l'aisselle, que doit faire l'infirmière ?

1º Comprimer dans la plaie, à l'aide de l'amadou et des doigts ; 2º Enfin appuyer sur la partie moyenne de la clavicule, avec les mains superposées, de manière à comprimer l'artère entre la clavicule et la première côte.

Les *veines du membre supérieur*, qui rapportent le sang au cœur, sont les unes superficielles, les autres profondes, accompagnant l'artère. Les *veines superficielles* sont sous la peau ; il est très-facile de les voir sur le vivant, si le sujet est maigre. Il suffit d'appliquer un tour de bande, serré légèrement à la partie moyenne du bras, et de recommander au sujet de mouvoir les doigts; le sang des veines superficielles, qui va des doigts vers l'aisselle, s'écoule alors difficilement, et ces vaisseaux gonflent; ils sont surtout visibles au pli du coude, où ils représentent un M majuscule. C'est sur la branche externe du jambage de l'M qu'on fait la *saignée*, opération qui ne doit jamais être pratiquée que par le médecin. Toutes les veines du membre supérieur, superficielles ou profondes, s'unissent en un tronc, la *veine axillaire*; puis la *veine sous-clavière* lui succède; celle-ci, à son tour, s'unit à la *jugulaire*; puis celles du côté opposé du corps viennent aussi s'y joindre, et il en résulte un gros tronc veineux, la *veine cave supérieure* qui s'ouvre dans l'*oreillette droite du cœur*.

ARTICLE IV.

Vaisseaux du membre inférieur.

L'*aorte*, à sa partie inférieure, *se divise* en deux branches, les *artères iliaques*. Celles-ci fournissent des vaisseaux au bassin et aux organes contenus dans cette cavité; puis elles sortent de l'abdomen par la grande échancrure et descendent dans la cuisse, où elles prennent le nom

d'*artères fémorales* (*Fig. 5*, nᵒˢ 1, 1). Ces artères, au tiers moyen de la cuisse, contournent le
fémur, passent en arrière, puis traversent le
creux poplité ou creux du jarret (*Fig. 7*, nᵒˢ 9,
10), et enfin se divisent en branches qui vont au
mollet, à toute la jambe et au pied (*Fig. 6* et *8*).

Dans le cas d'hémorrhagie, après une plaie du
membre inférieur, l'infirmière doit d'abord faire
une compression dans la plaie ; puis, si cela ne
suffit pas, établir un garrot à la partie moyenne
de la cuisse. L'artère fémorale occupe une gout-
tière limitée par des saillies musculaires à la
partie interne de la cuisse ; là, on peut la comprimer avec les doigts sur le fémur, mais il vaut
mieux faire cette compression, en haut, à la racine de la cuisse, au moment où l'artère sort du
bassin, dans un point difficile à préciser, mais
qui est à peu près à égale distance du *pubis* et de
l'épine de l'*os iliaque*.

Les *veines du membre inférieur* sont les unes
superficielles, c'est-à-dire sous la peau ; on en
voit une à la partie interne de la jambe et de la
cuisse, c'est la *veine saphène*. Les autres sont
profondes et accompagnent l'*artère fémorale*;
ces veines rentrent dans le bassin, s'unissent à
celles du côté opposé pour former un gros tronc
veineux, la *veine cave inférieure*, qui monte

dans l'abdomen, le long de la colonne vertébrale, à droite de l'aorte, traverse le *diaphragme*, et va s'ouvrir comme la veine cave supérieure dans l'*oreillette droite du cœur*.

CHAPITRE V.

Système nerveux

ARTICLE 1ᵒʳ.

Cerveau. — Moelle. — Nerfs.

Le *cerveau* occupe la cavité du *crâne*. C'est une masse d'une substance blanche, très-tendre et très-délicate, qui, si elle n'était protégée par les os du crâne, s'écraserait comme la pulpe d'un fruit, à la moindre pression.

Le cerveau est *formé* de deux moitiés semblables, qu'on appelle *hémisphères* (demi-sphères), sur lesquelles on remarque des *plis* ou des *saillies* qu'on nomme des *circonvolutions*.

Le *cerveau* est le *siége de la pensée* : c'est là que se passent toutes nos réflexions, nos comparaisons ; c'est là que réside notre mémoire.

Du cerveau partent encore les ordres de la

volonté : lorsque nous voulons, par exemple, mouvoir le bras, saisir un objet, marcher, du cerveau part une excitation volontaire qui descend à travers le *bulbe* et la *moelle*, puis dans les *nerfs* du bras ou de la jambe ; et, comme sous l'influence d'une décharge électrique, les muscles se contractent et exécutent le mouvement.

Lorsque nous sentons une *impression*, par exemple lorsque nous palpons un objet avec le doigt, ou lorsqu'on nous pince, l'ébranlement remonte par les nerfs, à travers la moelle, jusqu'au cerveau, qui nous donne la connaissance ou *conscience* de la chose touchée ou du pincement. C'est pour cela que, quand une hémorrhagie a détruit une partie du cerveau, les malades ne peuvent ni mouvoir les membres, ni sentir d'un côté.

De chacun des hémisphères partent deux *pieds* ou *pédoncules* qui s'unissent pour former une sorte de renflement qu'on appelle le *bulbe*. Celui-ci se continue avec la *moelle*, gros cordon blanc formé de fibres nerveuses qui descendent jusqu'au bas du *canal vertébral*. De la base du cerveau et du bulbe partent les *nerfs* qui vont aux *yeux*, à la *face*, au *nez*, à la *langue*, aux *oreilles*, etc. De la *moelle* partent les nerfs qui vont au *cou*, aux *bras*, à la *poitrine*, à l'*abdomen*, au *bassin*, et aux *membres inférieurs*.

ARTICLE II.

Des organes des sens.

Les *sens* sont au nombre de *cinq* : la *vue*, l'*ouïe*, l'*odorat*, le *goût* et le *toucher*.

1° Les *organes de la vue* sont les deux yeux. Les *yeux* sont deux globes mobiles, contenus dans une coque, blanche comme de la porcelaine, et qu'on aperçoit lorsque l'œil est largement ouvert. Au centre, une *lentille* transparente (analogue à la lentille d'une loupe) laisse passer la lumière, c'est la *cornée transparente*. Derrière elle, se voit la *pupille* qui s'ouvre plus ou moins pour laisser passer la lumière ; il existe en arrière encore une autre *lentille;* et enfin, la lumière vient rencontrer la *membrane sensible ou nerveuse* de l'œil (rétine), qui occupe la cavité de la coque blanche : de là part un *gros nerf* qui conduit l'impression lumineuse, faite à la membrane nerveuse, jusqu'au cerveau.

L'œil est, comme on le voit, un organe très-délicat, que la moindre violence ou l'absence de propreté peut altérer. Les globes des yeux sont protégés par les *orbites osseux* où ils sont enfoncés, et surtout par les *paupières*. Les *paupières* sont des voiles très-mobiles qui, en se rapprochant et se fermant, préservent les yeux des poussières et autres corps irritants. Sur le bord des paupières se voient les *cils* ou *poils*, qui, chez les malades, demandent parfois des soins de propreté tout particuliers.

Les *larmes*, qui sont produites par une *glande* (*glande lacrymale*), coulent entre les paupières, et, après avoir mouillé les yeux, s'écoulent dans le nez. C'est pour cela que, lorsqu'on pleure, on éprouve un fréquent besoin de se moucher. L'infirmière est souvent chargée du soin de mettre un collyre dans les yeux : elle doit, pour cela, faire coucher le malade bien horizontalement, en enlevant un des oreillers (ou s'il est debout, on lui fait renverser la tête fortement en arrière) et elle laisse, à l'aide d'un compte-gouttes, tomber quelques gouttes dans la partie de l'œil qui est voisine du nez : il existe là une petite fossette où le liquide reste ; on commande alors au malade d'ouvrir et de fermer les paupières deux ou trois fois ; le liquide pénètre de lui-même dans l'œil.

2° Les organes de l'*ouïe* sont les *oreilles*. Elles se composent : 1° D'un *pavillon*, qu'on voit à l'extérieur et qu'on appelle l'oreille externe. Ce pavillon est un cartilage (craquelin) revêtu par la peau. Il dirige les sons vers le conduit.

2° D'un *conduit* dont on voit l'ouverture au centre du pavillon : on l'appelle *conduit auditif externe*. 3° Au fond du conduit est une membrane très-délicate qu'on appelle le *tympan*. 4° Enfin, derrière le tympan, existent plusieurs appareils d'une exquise délicatesse où vient se rendre le *nerf* qui met l'oreille en communication avec le cerveau (*nerf auditif*). Le *conduit auditif externe* exige souvent des soins de propreté : mais pour le nettoyer, il faut bien se garder d'y introduire profondément un corps dur, tel qu'une allumette ou le bout d'un crayon ; on s'exposerait à déchirer la membrane qui est au fond. En général, le bout du petit doigt revêtu d'un linge ou le coin d'une compresse roulé finement suffisent pour enlever les poussières et le *cérumen* (1).

Parfois, le chirurgien ordonne de faire des *injections* dans l'oreille ; l'infirmière, alors, aura soin de ne pas enfoncer trop loin le bout de la seringue, et elle poussera le liquide avec douceur.

3° L'*organe de l'odorat* est une membrane située profondément dans le *nez*; de cette membrane part un nerf qui va au cerveau.

---

(1) De cera, cire. Humeur jaunâtre, onctueuse qui se trouve dans l'oreille.

4° L'*organe du goût* est la membrane rouge ou *muqueuse de la langue*.

5ᵉ Enfin, le *toucher* a pour organes une multitude de petits appareils dispersés dans la *peau*, principalement aux mains, où viennent se terminer des filets nerveux (*papilles*).

CHAPITRE VI.

Viscères.

On désigne sous le nom de *viscères*, les organes de la *respiration*, de la *digestion*, etc., exemple : les *poumons*, l'*estomac*, les *intestins*, le *foie*, etc. Nous ferons connaître, en quelques mots, l'aspect général de ces organes.

ARTICLE Iᵉʳ.

Organes de la digestion.

Les organes de la digestion se composent :

1° De la *bouche*, où les aliments sont broyés par les dents et mélangés à la salive.

2° Du *pharynx*, ou *arrière-gorge*, ou vulgairement *gosier*, espèce de cavité en forme d'entonnoir, qui communique en avant avec la bouche, par une ouverture située entre la base de la *langue* et le voile du palais.

3° De l'*œsophage*, long tube qui commence à la pointe de l'entonnoir pharyngien et qui descend le long du cou en avant de la colonne vertébrale, puis dans la poitrine, en avant aussi de la colonne vertébrale, et qui se termine en s'ouvrant dans l'estomac immédiatement au-dessous du diaphragme.

4° De l'*estomac*, **vaste sac** en forme de cornemuse, où les aliments s'accumulent et subissent une première digestion. L'estomac occupe la partie supérieure du ventre, et correspond à la pointe du sternum, à une région de l'abdomen qu'on appelle l'*épigastre*.

5° De l'*intestin grêle*, tube du volume à peu près de deux doigts. (C'est avec l'intestin grêle du porc que les charcutiers font le boudin). L'intestin grêle remplit tout l'*abdomen*, et y forme de nombreux replis, très-mobiles les uns sur les autres, mais attachés cependant par une membrane à la colonne vertébrale. Sa longueur est de 8 mètres.

6° Du *gros intestin*. Après avoir formé tous les plis et replis, l'intestin grêle s'abouche au niveau de l'os iliaque droit, dans le flanc droit, avec le *gros intestin*. Celui-ci a d'abor le volume du poing, puis devient un peu plus petit, il monte tout le long du côté droit du ventre, se replie transversalement au-dessous de l'estomac, gagne le côté gauche de l'abdomen, et descend dans le flanc gauche. Là, il décrit quelques sinuosités ou replis en forme d'S, et il descend ensuite dans le bassin en avant du sacrum, pour se terminer à *l'anus* ou *fondement*. On appelle *rectum*, la partie du gros intestin qui occupe le bassin. L'infirmière doit connaître parfaitement les courbes de la partie terminale afin de ne pas blesser le malade lorsqu'elle donne un *lavement*. Elle doit diriger la canule doucement *en haut* pendant 2 à 4 centimètres, puis un peu *d'avant en arrière*. L'*anus* ou *fondement* est un orifice fermé par un muscle circulaire ou en forme d'anneau, qu'on appelle *sphincter*.

En résumé, l'appareil de la digestion est un long tube qui commence par un entonnoir au niveau de la bouche et du pharynx, qui se dilate au niveau de l'estomac, qui a de nombreux replis dans l'abdomen et qui se termine à l'anus.

Les parois de ce tube sont garnies de *glandes* nombreuses, qui produisent un suc abondant. Ce suc dissout les aliments et les réduit en un liquide épais comme de la crême ou du sirop, qui est ensuite absorbé par les vaisseaux et conduit dans le sang. Les aliments cheminent dans toute la longueur de ce tube, parce que les parois sont pourvues de muscles qui, en se contractant, poussent lentement les aliments de l'estomac vers l'anus.

Outre les glandes situées dans les parois du tube intestinal, il existe encore deux autres glandes énormes qui versent leur suc dans l'intestin grêle et le mêlent aux aliments : ce sont le *foie* et le *pancréas*.

Le *foie* est une glande plus grosse que la tête d'un homme, qui occupe le côté droit de la partie supérieure de l'abdomen, au-dessous du diaphragme, derrière les côtes. Cette glande a un conduit, qui s'ouvre dans l'intestin grêle aussitôt après l'estomac. Elle produit de la *bile*, qui se mêle aux aliments, après qu'ils ont traversé l'estomac, et un *sucre* particulier que les vaisseaux sanguins recueillent, et qui, par conséquent, se mélange au sang.

Le *pancréas* est une glande de moindre importance, qui est cachée derrière l'estomac; elle produit aussi un suc, versé dans l'intestin grêle par un conduit spécial.

La disposition des principaux organes de la digestion est celle que nous venons d'étudier,

mais il est utile de donner encore quelques détails
sur la *bouche* et le *pharynx*.

La *bouche* n'est pas seulement l'ouverture dessinée par les lèvres. C'est une *véritable cavité*,
qui présente une paroi supérieure formée par
le *palais* et le *voile du palais;* une paroi inférieure constituée par la *langue;* des parois
latérales, représentées par la face interne des
joues; une ouverture antérieure comprise entre les *lèvres* et une ouverture postérieure
qu'on appelle l'*isthme du gosier*. Cet isthme
est limité par les *piliers du voile du palais;*
le voile du palais est un prolongement membraneux qui fait suite à la voûte osseuse du
palais. Si on fait ouvrir largement la bouche d'un individu, ou qu'on se regarde soi-
même dans une glace, on voit, au-dessus de la
base de la *langue,* une petite languette rouge
qui descend du voile du palais, c'est la *luette;*
de celle-ci partent quatre replis, qui forment des
arcades : deux vont à la base de la langue, deux
se rendent au fond du gosier. C'est l'espace compris entre les deux *piliers antérieurs,* espace
qui a la forme d'une arche de pont, qu'on appelle
l'*isthme du gosier*. Derrière les piliers antérieurs se voient, dans une fossette, les *amyg-*

dales. La membrane rosée et lisse qui tapisse la face interne des lèvres, des joues, la langue, le palais, etc., en un mot, toute la bouche est ce qu'on appelle la *muqueuse*.

La *muqueuse* existe sur toute la longueur du tube digestif, mais elle présente des caractères différents suivant les régions ; ainsi, dans l'estomac, elle diffère de celle de l'intestin grêle.

Pour compléter cette étude de la bouche, il nous faut encore parler des *dents*. Les dents forment deux arcades en forme de fer à cheval ; elles sont implantées dans les *alvéoles* ou creux du rebord saillant des deux *mâchoires* ; les dents de la mâchoire inférieure correspondent à peu près exactement à celles de la mâchoire supérieure.

On appelle *racine* de la dent la partie de la dent qui est enfoncée dans l'alvéole, et on nomme *couronne* la partie qui est hors l'alvéole et qu'on voit dans la bouche.

Une dent n'est pas un os ; c'est un petit morceau d'*ivoire*, dont la forme varie avec les diverses espèces de dents. Une couche d'un vernis analogue à celui qu'on met sur certains vases les recouvre et leur donne leur aspect poli et brillant, c'est l'*émail*.

Les dents sont au nombre de *vingt* chez l'enfant et de *trente-deux* chez l'homme fait ou l'adulte. On sait que, chez l'enfant, vers l'âge de sept ans, les premières dents ou *dents de lait* tombent et sont remplacées par des *dents permanentes.*

Voici quels sont les *noms* et la *forme* des dents chez l'homme fait : on commence à compter du milieu de l'arc des mâchoires, sous la racine du nez. Il y a deux moitiés semblables, de telle sorte qu'il suffit de connaître les noms de la moitié d'une arcade dentaire.

En partant du milieu, on voit : 1° les *deux incisives*, dents coupantes par leur *couronne*, et dont la racine est un simple pivot. Deux incisives de chaque côté, cela fait quatre incisives pour chacune des mâchoires ; 2° en dehors de celles-ci, une *canine* de chaque côté, dent aiguë par sa couronne, semblable à la grande dent du chien, mais plus petite chez l'homme. On l'appelle *canine*, du mot latin *canis*, qui veut dire chien ; 3° en dehors encore, de chaque côté, *deux petites molaires*, dents dont la couronne est une petite masse carrée, et dont la racine a deux pivots ; 4° en dehors encore, de chaque côté, les *deux grosses molaires*, dents dont la couronne est plus massive que celle des petites molaires, et dont la racine a trois pivots; 5° de dix-huit à vingt-cinq ans, pousse une *troisième grosse molaire*, qui occupe tout à fait le fond de la bouche: c'est *la dent de sagesse*.

Ci-joint le tableau pour chaque mâchoire:

Incisives	4	dents.
Canines	2	—
Petites molaires	4	—
Grosses molaires	6	—
Total	16	dents.

Pour les deux mâchoires, total : 32 dents.

Le *pharynx* ou *gosier* est, avons-nous dit, une sorte d'entonnoir membraneux qui, après la bouche, commence le tube digestif. De même qu'un entonnoir reçoit les liquides et les laisse couler dans un vase disposé au-dessous, de même le pharynx reçoit les aliments de la bouche et les dirige par le tube œsophage vers l'estomac. Le pharynx repose en arrière sur la colonne vertébrale; en haut, il s'attache à la base du crâne; en bas, il se rétrécit pour se continuer avec le tube *œsophage*. Mais, en avant, il est ouvert d'abord au niveau de l'orifice postérieur des *fosses nasales*, au-dessus du voile du palais; au-dessous du voile du palais, il communique avec la bouche, par l'arcade que nous avons appelée *isthme du gcsier*. Plus bas encore, derrière la base de la langue, le *larynx*, où tube des voies respiratoires, vient s'ouvrir dans le pharynx. Lorsqu'on respire par le nez et que la bouche est fermée, l'air passe par l'orifice postérieur des fosses nasales, puis sur le voile du palais ; il descend ensuite du pharynx dans le larynx.

Lorsqu'on avale (ou déglutit) un aliment, le voile du palais se tend, et empêche celui-ci de pénétrer du côté du nez ; mais, en même temps, le gosier, dont les parois sont musculaires, se contracte et chasse l'aliment dans le tube œsophagien : c'est à ce mouvement qu'on donne le nom de *déglutition*. Une soupape ou opercule vient recouvrir l'ouverture du larynx et empêcher les aliments de tomber dans le canal respiratoire.

ARTICLE II.

Organes de la respiration.

Les *organes de la respiration* sont : le *larynx* et la *trachée*, les *bronches*, les *poumons*, et la *cage thoracique* avec ses muscles.

1º Le *larynx* et la *trachée* forment un tube résistant et élastique, qui descend du cou dans le thorax. Le *larynx* est la partie supérieure ou élargie du tube : elle forme une sorte de tambour à air, dans lequel sont disposées deux membranes (*cordes vocales*) que l'air fait vibrer en entrant ou en sortant, et qui produisent la *voix*. Le larynx s'ouvre supérieurement derrière la base de la langue, comme nous l'avons déjà dit : c'est donc là que se fait la *prise d'air* pour la respiration. C'est au larynx qu'appartient la saillie médiane du cou qu'on appelle la *pomme d'Adam*.

La *trachée* est un tube régulier descendant sur le milieu du cou, en avant de l'œsophage, jusque dans le thorax, où elle se divise en deux branches qu'on appelle les *grosses bronches* ;

2° Les *deux grosses bronches*, dont l'une va dans le *poumon droit*, et dont l'autre se rend au *poumon gauche*, se divisent à leur tour en tubes de plus en plus petits, destinés à distribuer l'air dans toutes les parties des poumons. C'est à tous ces tubes, gros ou petits, qu'on donne le nom de *bronches* ;

3° Les *poumons* sont deux masses charnues, creusées d'une multitude de petites cavités, qu'on appelle des *alvéoles*, parce qu'on les a comparées aux cellules du gâteau de cire des abeilles. Le poumon, en un mot, peut encore être comparé à une éponge. Le *sang* circule dans les parois de ces petites cavités remplies d'air. Il ne sort pas de ses vaisseaux, mais il n'est séparé de l'air que par une pellicule très-mince, à travers laquelle l'air filtre facilement. C'est ce *contact de l'air* qui vivifie le sang, qui transforme le sang rouge en sang noir.

Les poumons reçoivent le sang veineux de tout le corps par la contraction du ventricule droit du cœur et par les artères pulmonaires ; puis lorsque celui-ci, ayant traversé les poumons, est vivifié, il revient au cœur par les *veines pulmonaires* : c'est ce que nous avons appelé la petite circulation;

4o L'*appel de l'air* dans les poumons a lieu par le jeu de la cage thoracique, dilatée et desserrée tour à tour par les muscles inspirateurs et expirateurs. Nous avons déjà fait connaître ce mécanisme.

ARTICLE III.

Organes de la sécrétion urinaire.

On appelle *sécrétion urinaire*, la production de l'*urine* par des glandes speciales. L'urine est séparée du sang par filtration à travers deux glandes qu'on nomme les *reins*.

Les *reins* ou *rognons*, comme on les appelle dans le langage ordinaire, sont situés dans le ventre, de chaque côté de la colonne vertébrale lombaire, au niveau de cette région du dos qu'on nomme vulgairement le bas des reins. Ils ont la *forme* de deux haricots. Au centre ou nombril du haricot se voient les vaisseaux qui entrent ou sortent de la glande. Le sang est apporté de l'aorte par une artère, qui le répand dans toute la substance du rein ; lorsqu'il s'est filtré dans cette glande, il revient dans la circulation générale par une grosse veine. La partie séparée par la filtration, l'*urine*, circule d'abord dans des canaux plus fins qu'un cheveu, puis elle se rend dans des canaux de plus en plus gros, et, enfin, elle s'accumule goutte à goutte dans un petit réservoir, qu'on appelle le *bassinet*, et qui est situé au niveau du nombril de la glande, derrière les vaisseaux du sang.

De chacun des *bassinets* partent deux *tubes* (*uretères*) qui descendent dans la cavité du bassin et vont porter l'urine dans un grand réservoir unique qu'on appelle la *vessie*.

La *vessie* a une forme bien connue ; c'est celle d'un gros œuf, dont la partie la plus étroite est derrière le pubis et se continue avec le canal qui sert à la vider, et dont la partie large ou base se voit dans le bassin. A mesure que les uretères versent l'urine dans la vessie, celle-ci se dilate ; elle peut contenir environ 500 à 600 grammes d'urine, c'est-à-dire un demi-litre, lorsqu'elle est moyennement dilatée; mais chez les femmes en particulier, qui urinent moins souvent, elle est plus grande et peut contenir, quelquefois, près d'un litre.

Lorsqu'elle est distendue par l'urine, on éprouve le *besoin d'uriner* (*miction*), et, alors, survient une contraction de ses parois, qui sont musculaires, contraction qui chasse l'urine au dehors par un canal particulier.

Ce canal porte le nom d'*urèthre*. Chez la femme, il est très-court et ne mesure pas plus de 3 à 4 centimètres; il va s'ouvrir à la *vulve*, comme nous le verrons plus loin.

Chez l'homme, il est beaucoup plus long, puisqu'il a 15 à 18 centimètres, et il présente plusieurs courbures. Il vient se placer à la face inférieure de la *verge*, qu'il parcourt dans toute sa longueur. Nous reviendrons plus loin sur la description de l'*urèthre* de l'homme.

ARTICLE IV.

Organes de la génération chez la femme et chez l'homme.

Les *organes de la génération* sont ceux qui servent à perpétuer l'*espèce*, c'est-à-dire qui permettent à l'homme de s'associer avec la femme pour produire un être semblable à eux.

I. Les organes de la génération se composent, *chez la femme,* de la *vulve,* du *vagin,* de l'*utérus* ou *matrice,* de la *trompe* et des *ovaires.*

1º La *vulve* constitue l'ensemble des parties génitales de la femme, visibles à l'extérieur. Elle est constituée par un orifice en forme d'O, dont les bords sont circonscrits, d'abord par deux replis de la peau garnis de poils, auxquels on donne le nom de *grandes lèvres*, ensuite par des replis rosés, très-sensibles, recouverts par la muqueuse, qu'on appelle *petites lèvres.*

A la pointe supérieure de l'ouverture de la vulve se voit, lorsqu'on écarte les lèvres, un petit organe érectile qu'on appelle le *clitoris*. Immédiatement au-dessous de celui-ci existe un petit *pertuis* laissant facilement pénétrer une *sonde de femme*, c'est l'ouverture du canal de *l'urèthre*. Cette ouverture occupe une petite saillie nommée *tubercule du vagin*. Lorsqu'on veut *sonder une femme*, on cherche le tubercule, après avoir écarté les lèvres; au centre se trouve l'ouverture de *l'urèthre* qui, dans certains cas, peut n'être pas facilement découverte, si on ne sait pas ou si on ne recherche pas l'existence du tubercule.

La pointe postérieure de l'ouverture du vagin est un peu plus large, et porte le nom de *fourchette* de la vulve; elle est située à 2 ou 3 centimètres en avant de l'anus. — Chez la jeune fille vierge, l'ouverture du vagin est en partie fermée par une membrane qu'on appelle *l'hymen*.

Le *pénil* ou *mont de Vénus* est la partie ombragée de poils qui recouvre le pubis. Chez la petite fille les poils font défaut.

2° Le *vagin* est un *canal* plus étroit chez la vierge que chez la femme, et surtout chez celle qui a eu des enfants.

Ce canal conduit à la *matrice*. Il est situé entre la *vessie* qui est en avant, et le *rectum* qui est en arrière. Il a une courbure dont la concavité est en avant ; lorsqu'on introduit une sonde pour les injections vaginales, il ne faut pas oublier l'existence de cette courbure. La longueur du vagin est d'environ 7 à 8 centimètres, et sa largeur admet avec peine les deux doigts, à l'état de moyenne grandeur.

Au fond du canal du vagin se voit le *col de la matrice.*

3° *L'utérus* ou *matrice* est la partie de la mère où se développe l'enfant pendant les neuf mois de la grossesse. Chez la femme qui n'est pas enceinte, la matrice est beaucoup plus petite que le poing ; elle a la *forme* d'une bouteille aplatie, dont le fond serait dans l'abdomen, dans le petit bassin, et dont le goulot serait dans le vagin. C'est à ce goulot qu'on donne le nom, en anatomie de *museau de tanche*; au centre de celui-ci se voit une petite ouverture, c'est celle de la matrice ; pendant 2 à 3 centimètres, le col de la matrice est creusé d'un canal trop petit pour admettre une sonde de femme ; mais ce petit canal s'élargit, et la *cavité* de la matrice pourrait loger facilement une grosse noix. — A mesure que l'enfant grandit, cette cavité se développe et elle finit par loger un enfant à terme tout entier ; à ce moment, la matrice occupe une grande partie du ventre et son fond est au niveau du nombril.

La cavité de la matrice est tapissée par une membrane muqueuse qui se gonfle, devient rouge, et saigne au moment des *règles*.

La *matrice* est suspendue dans le bassin par des *ligaments*; lorsque ceux-ci se relâchent, ce qui survient souvent aux *femmes* qui se lèvent trop tôt après leurs couches, la matrice descend par le vagin jusqu'à la vulve, et la femme est atteinte alors d'une pénible infirmité, qu'on appelle une *descente de matrice*.

4° Les *trompes* sont deux petits conduits, du volume d'une plume d'oie, qui partent de chaque côté du fond de la matrice et qui vont vers les *ovaires*.

5° Les *ovaires* sont deux petits corps du volume d'une petite noix, situés de chaque côté de la matrice, à laquelle ils sont attachés par des *ligaments*. — Les ovaires produisent de petits *œufs* visibles seulement avec une loupe. Au moment des règles, la femme pond chaque fois un de ces petits œufs. Celui-ci s'engage dans la *trompe*, et il y chemine jusqu'à ce qu'il soit arrivé dans la cavité de la matrice. S'il n'est pas fécondé, là il disparaît; s'il est fécondé il se greffe sur les parois de la matrice et s'y développe. C'est ainsi, en grandissant, en se développant, qu'il produira peu à peu l'enfant. Comme les petits des oiseaux, les hommes et un grand nombre d'animaux sont produits par le développement d'un œuf. Chez les oiseaux, la poule, par exemple, l'œuf est d'abord pondu, et c'est pendant qu'il est couvé que le petit se développe. L'œuf humain, au contraire, reste adhérent à la matrice et l'enfant tout entier se forme dans le corps de la mère. Au bout de 9 mois, il a acquis son développement, et c'est à l'expulsion hors de la matrice, de l'enfant à terme, qu'on donne le nom d'*accouchement*.

II. Les *organes de la génération* chez l'homme sont les uns renfermés dans l'abdomen, les autres situés en dehors de l'abdomen.

Ils comprennent : 1º Deux *glandes* qu'on nomme *testicules*, et qui sont destinées à produire la liqueur fécondante, le *sperme*. Ces deux glandes sont contenues dans un sac de peau, pendu au-dessous du pubis, en avant de l'anus, qu'on appelle le *scrotum* ou les *bourses*. Entre le scrotum et l'anus, est une région anatomique formée de plans superposés de peau, de muscles et de tissus fibreux, qui ferment le détroit infé-

rieur du bassin, qui en forment le *plancher* ;
c'est la *région du périnée* ;

2° Un *conduit* qui, sortant de la glande, remonte dans la peau des bourses, et pénètre dans
le ventre par une ouverture située de chaque
côté du pubis. Ce conduit, appelé *canal déférent*, est entouré de vaisseaux ou de nerfs qui
vont ou reviennent du testicule, et, l'ensemble
enveloppé par la peau forme ce que les médecins
appellent le *cordon* ;

3° et 4° Le canal déférent, qui, après avoir
traversé l'abdomen, se rend à deux petits ré-
servoirs, qui contiennent le sperme et qui sont
situés derrière la *vessie* : ce sont les *vésicules
séminales*. Celles-ci versent leur produit dans
le canal de l'urèthre, en avant du col de la
vessie par deux petits canaux, les *canaux éjacu-
lateurs* ;

5° La *verge*, qui comprend deux sortes de cy-
lindres disposés l'un à côté de l'autre, creusés de
mille petites cavités, analogues aux trous d'une
éponge : on les appelle les *corps caverneux*.
Au-dessous des corps caverneux passe le *canal
de l'urèthre*. Chez l'homme ce canal a une longueur de 14 à 16 centimètres. Il décrit une série

de courbures qui rendent l'opération du sondage difficile : aussi, jamais un infirmier ne doit se permettre cette opération, il peut blesser gravement le malade et créer ce qu'on appelle une *fausse route*. Le renflement qui termine la verge porte le nom de *gland* ; au centre, mais un peu en dessous, se voit l'ouverture ou *méat du canal de l'urèthre*. Le gland est le plus souvent recouvert par un repli de la peau qu'on appelle *prépuce*.

DEUXIÈME PARTIE

Physiologie

CHAPITRE PREMIER.

Généralités. — Définition. — Fonctions.

On donne le nom de *physiologie* à la science qui s'occupe de la manière *dont les organes fonctionnent.* — La *physiologie* est le complément nécessaire de l'*anatomie.* Celle-ci étudie, en effet, les organes de notre corps et les rapports qu'ils ont les uns avec les autres; la physiologie, au contraire, les considère agissant de manière à produire la vie.

En ouvrant la boîte d'une montre et en regardant les rouages de cette machine et leur agencement, on fait l'*anatomie* de la montre; en considérant au contraire la manière dont les rouages sont entraînés par les ressorts et tournent sur leurs pivots on en fait la *physiologie.* Cette comparaison, tout en définissant bien le rôle des deux sciences, montre comment elles sont liées ensemble et comment il est impossible de connaître l'une si on ignore l'autre.

Le corps humain tout entier peut être comparé

à une machine très-compliquée mais dont tous les organes concourent au même but et, de fait, toutes les fonctions sont intimement liées entre elles.

L'*être vivant* existe par lui-même et, d'autre part, il est en rapport avec le monde extérieur au milieu duquel il vit : de là une division importante dans ses fonctions. Les unes concourent à sa conservation, ce sont les *fonctions de nutrition ;* les autres lui permettent de communiquer avec les autres êtres, ce sont les *fonctions de relation*.

Voilà déjà une classification qui nous permet de simplifier notre sujet.

Il est certain que tous les animaux ne présentent pas le même degré de complication, mais nous ne nous occuperons ici que de l'homme puisque l'étude que nous faisons n'a d'autre but que d'arriver à le connaître pour remédier aux atteintes que la maladie peut apporter à ses fonctions.

Examinons donc rapidement les éléments qui constituent la vie de l'être humain.

Une machine, une locomotive par exemple, qui produit du travail use une certaine quantité de charbon, *aliment* que le chauffeur est obligé de jeter dans son foyer. — Il résulte de la *com-*

bustion de ce charbon une certaine quantité de *chaleur* et, de plus, il s'échappe de la cheminée de la locomotive de la fumée et des gaz qui sont le *produit des combustions* opérées dans la machine.

Le résultat ultime est la production des *mouvements* de la machine qui peut se déplacer et exécuter un *travail*.

Continuons : la machine livrée à elle-même ne saurait manœuvrer, il y a auprès d'elle un mécanicien qui dirige ses mouvements et qui transmet aux différents organes ses ordres par des pièces de fer qui portent en tous points sa *volonté*.

C'est une notion grossière que tout le monde possède. Eh bien ! elle est presque complétement applicable à la machine humaine. L'homme, pour vivre, est obligé d'introduire en lui des *aliments* qui ne sont, en somme, que du charbon uni à d'autres principes. Ces aliments, nous les brûlons, et le résultat de cette combustion c'est le gaz acide carbonique qui s'échappe à travers notre poumon et que nous rendons à chaque expiration. D'où la *digestion* d'une part, et d'autre part la *respiration*.

Comme tous nos organes travaillent à la fois, et que certains d'entre eux sont éloignés du centre où s'élabore la digestion des aliments, il y a tout un système, dont le but est de porter au loin le résultat de cette digestion, c'est le *système circulatoire*.

Nos *mouvements* sont le but même auquel concourent les autres fonctions, et c'est pour leur production que nous brûlons nos aliments et que nous usons même une partie de nos tissus.

Mais, par dessus tout, nous sommes des êtres ayant une individualité ; par notre *système nerveux*, nous possédons la volonté et la sensibilité. Par lui aussi, nous avons le moyen de manifester ces deux qualités et de réagir sur le monde extérieur : par les annexes du système nerveux, par les *organes des sens*, nous sommes mis en rapport avec ce qui nous environne, et c'est par ces dernières fonctions, dites de *relation*, que nous différons des êtres vivants inférieurs, tels que les plantes, qui vivent et se reproduisent, mais qui sont incapables d'avoir la notion de ce qui se passe autour d'elle et de réagir par leur propre volonté.

Ainsi, notre étude devra comprendre les fonctions suivantes :

<table>
<tr><td>FONCTIONS
DE NUTRITION.</td><td>⎧ Digestion et sécrétions.
⎨ Circulation.
⎩ Respiration.</td></tr>
<tr><td>FONCTIONS
DE RELATION.</td><td>⎧ Innervation.
⎨ Locomotion.
⎩ Reproduction.</td></tr>
</table>

SECTION I.

Fonctions de nutrition.

CHAPITRE II.

Digestion.

La *digestion* est la fonction par laquelle les animaux séparent des matières alimentaires les principes qui peuvent être absorbés, pénétrer dans le sang et être utilisés, de ceux qui, étant inutiles, doivent être rejetés au dehors.

C'est, qu'en effet, les *aliments* qui nous sont nécessaires ne peuvent pas, d'emblée, être introduits dans notre sang. Beaucoup sont solides et ont besoin de passer à l'état liquide pour pénétrer dans nos vaisseaux et devenir, en fin de compte, partie intégrante de nous-mêmes.

Or, nous avons en nous des organes qui sécrètent des liquides, dont la propriété est précisément de liquéfier les aliments solides et de les rendre ainsi aptes à l'absorption.

Nous ne pouvons pas, ici, suivre toutes les évolutions que subit l'aliment depuis l'instant où il est introduit dans la bouche jusqu'à celui où il est brûlé dans le sang. Il nous faudrait des connaissances très-complètes de chimie. Nous nous contenterons de signaler les transformations qu'il éprouve, et nous ferons, en même temps, connaître le mécanisme de chaque organe.

L'aliment, pour être porté à la bouche, qui constitue l'ouverture supérieure du tube digestif, doit être saisi par un organe spécial. Beaucoup d'animaux *prennent* directement leurs aliments avec leur bouche et les déchirent avec leurs dents. L'homme porte l'aliment à sa bouche au moyen de ses mains ; il faut même remarquer, ici, que le mouvement qui consiste à porter la main à la bouche est favorisé par la nature même, puisque la forme de l'articulation du coude est telle que, dans la flexion directe du bras, la main arrive tout droit à la bouche, sans même qu'une volonté spéciale ait besoin d'intervenir.

Voilà l'aliment arrivé à la bouche ; mais avant d'y pénétrer, il passe au-dessous des narines, et c'est là une précaution utile de la nature, car il subit là un premier examen et il est rejeté immédiatement s'il répand une odeur mauvaise. Chez nous, cela n'a pas beaucoup d'importance, parce que nous avons déjà pu juger l'aliment en le préparant ; mais voyez les animaux : combien de temps ne flairent-ils pas leur nourriture avant de se décider à s'en emparer!

L'aliment arrive aux *lèvres*, organes très-délicats du toucher, qui interrogent son degré de résistance. Enfin il pénètre dans la bouche et là, il doit être tout d'abord divisé. La *mastication* est absolument nécessaire. Vous savez très-bien que pour faire fondre plus vite du sucre dans un verre d'eau, on le casse en petits morceaux. On pile le sel de cuisine pour la même raison. Il faut donc que l'aliment soit réduit en bouillie pour être mieux attaqué par les *sucs de l'estomac*.

On comprend dès lors pourquoi les vieillards qui n'ont plus de dents digèrent si mal ; ils avalent les morceaux entiers et leur estomac est incapable de les digérer. Il ressort encore de cela que si on donne de la nourriture à un enfant ou à un convalescent affaibli, il faudra lui choisir des aliments déjà divisés, des bouillies et des viandes hachées.

En même temps que les aliments sont divisés dans la bouche, ils s'y imprègnent de *salive*.

Ce liquide n'a pas seulement pour but de les réunir en une sorte de pâte plus facile à avaler, elle a encore sur eux une véritable action digestive. Ainsi, elle dissout d'abord toutes les substances solubles dans l'eau et, de plus, elle transforme en sucre l'amidon qui se trouve dans les aliments féculents comme le pain, les légumes, les pommes de terre, etc. On voit que le rôle de la salive est très-important.

Aussi doit-on très-soigneusement mâcher les aliments ; rien n'est mauvais comme de manger vite ; on surcharge l'estomac d'aliments sur lesquels il n'a pas d'action, et chacun a très-bien éprouvé qu'après un repas précipité, on a la digestion pénible et l'estomac lourd. C'est pour la même raison qu'il est mauvais de lire en mangeant ; on en arrive à avaler les morceaux entiers et la digestion n'en est que plus mauvaise.

Enfin, on sait très-bien que dans certaines maladies (fièvres typhoïdes, putrides, choléra, etc.) la bouche devient sèche, la salive n'est plus sécrétée ; il faut, à ce moment, s'abstenir de donner au malade des aliments mal choisis qui ne seraient qu'une surcharge sans profit pour son estomac.

La salive est sécrétée par des *glandes* situées le long de la mâchoire inférieure ; on les nomme *parotide*, *sous-maxillaire*, *sub-linguale*. Les canaux de ces glandes aboutissent en dedans des *joues*.

Celles-ci ont pour usage de refouler sur les dents les aliments, pour qu'ils y soient broyés ; aussi, chez les vieillards et chez quelques paralytiques dont les muscles des joues sont affaiblis, voit-on des amas d'aliments se faire entre les joues et les gencives.

Mais continuons à suivre la marche du *bol alimentaire*. Il glisse sur le bas de la langue et il arrive dans le pharynx, dans ce qu'on appelle vulgairement la gorge. Là, il rencontre un repli membraneux que l'on voit très-bien sur soi-même en se regardant la gorge dans un miroir : c'est le *voile du palais*. Ce repli empêche l'aliment de passer en haut, dans le nez, et en bas, de retourner dans la bouche. Là, en effet, se trouve une sorte d'entonnoir composé de muscles qui se contractent sur le bol alimentaire comme les doigts se contractent sur l'objet qu'ils saisissent et le forcent à passer dans l'*œsophage*.

Mais, à ce moment, le bol alimentaire passe sur *l'ouverture du larynx*. Il ne faut pas qu'il s'y engage, car cet organe est le premier des organes respiratoires. Si les aliments s'y introduisaient, ils le boucheraient et la mort suivrait rapidement. Cela arrive bien quelquefois chez les gens qui avalent précipitamment des corps volumineux et chez les enfants qui mettent dans leur bouche les objets avec lesquels ils jouent. Et, nous-mêmes, nous éprouvons une grande gêne quand quelque parcelle alimentaire pénètre dans notre larynx ; nous appelons cela *avaler de travers*. — Si, en somme, c'est un accident assez rare, cela tient à ce que la nature a disposé sur l'orifice supérieur du larynx une sorte de *clapet* nommé *épiglotte*, que vient pousser l'aliment lui-même et qui se trouve, par le fait même, renversé sur l'ouverture des voies respiratoires.

L'aliment passe très-vite dans l'œsophage ; tout au plus y demeure-t-il une demi-minute. C'est qu'en effet, il ne *tombe* pas, mais les fibres de l'œsophage le serrent vivement et le poussent en bas. Comme l'œsophage est plus étroit que le pharynx, il peut arriver que des corps qui ont bien traversé le pharynx, viennent s'arrêter dans l'œsophage. C'est encore un accident assez fréquent chez les enfants et les aliénés.

Voici l'aliment dans l'*estomac*. Vous savez que cet organe est composé, en grande partie, de muscles. Ceux-ci ont pour but de produire des mouvements continus de l'organe pendant la digestion, de façon à bien brasser les aliments avec le *suc gastrique*. Mieux le mélange se fait, meilleure et plus rapide est la digestion.

On comprend qu'il faille du liquide pour que le mélange se fasse bien. Aussi est-ce une règle d'hygiène de boire un peu pendant la digestion. Les peuples du Nord, qui ont besoin de manger beaucoup, ont pris l'habitude de boire, après les repas, des boissons chaudes et abondantes, du thé en particulier. Tout le monde sait très-bien que cela active et facilite la digestion.

Que se passe-t-il dans l'*estomac* ? D'abord une partie des boissons est absorbée directement par les nombreux vaisseaux qui sillonnent sa paroi, ensuite un certain nombre d'aliments, et cette fois ce ne sont plus les *fécules*, mais bien les *viandes*, les aliments dits *albuminoïdes* qui sont transformés. L'estomac sécrète un suc qui a la propriété de liquéfier rapidement toutes les substances analogues à la viande, et qu'on désigne sous les noms d'*albumine*, de *fibrine*, etc. De sorte que les féculents ayant été liquéfiés par la salive et les albuminoïdes par le *suc gastri-*

que, la plus grande partie de la digestion se trouve achevée.

La digestion dans l'estomac dure environ trois heures ; beaucoup de sang se porte, en ce moment, à cet organe, tant pour la sécrétion du suc gastrique que pour l'absorption des aliments devenus liquides. Il est donc dangereux de rien faire alors qui puisse troubler la digestion. Ainsi il est mauvais de se mettre à l'eau, de prendre un bain de pied, etc. Le moindre accident qui puisse alors arriver, c'est l'absence de digestion, et alors les aliments sont rejetés par *vomissement* ou bien ils sont précipités dans l'intestin et sont rendus sans avoir été transformés.

Quand les aliments ont été modifiés par les sucs de l'estomac, ils passent dans l'*intestin* et là ils rencontrent tout d'abord deux liquides nouveaux destinés à agir sur eux. L'un est sécrété par l'organe appelé *foie*; c'est la *bile*. L'autre est fourni par une glande appelée *pancréas*. Le *suc pancréatique* a plusieurs propriétés ; ainsi, il continue sur les fécules l'action commencée par la salive; de plus, il agit sur les *graisses*. En effet, jusqu'à présent, nous n'avions rencontré aucun suc agissant sur cette sorte d'aliments. Les graisses ne pourraient pas pénétrer directement dans le sang, si elles n'étaient entièrement divisées. Le suc pancréatique les émulsionne, c'est-à-dire qu'il les réduit en globules très-fins analogues à ceux qu'on rencontre dans le lait (1), de telle sorte qu'ils puissent traverser les parois de l'intestin et pénétrer dans le sang.

La *bile* a une action analogue; elle est, de plus un produit *d'excrétion*, c'est-à-dire qu'elle est composée de substances devenues inutiles et qui doivent être rejetées du corps. Au lieu de se verser au dehors, ces substances se jettent dans l'intestin et elles s'en vont en même temps que le résidu de la digestion.

L'*intestin* sécrète un suc spécial (*suc intestinal*) qui, outre qu'il aide les matières alimentaires à cheminer dans leur canal, a encore une action complémentaire et achève ce que ni la salive, ni les sucs gastrique ou pancréatique n'auraient pas fait.

L'intestin est assez long et il est muni de muscles qui forcent les aliments à cheminer toujours dans le même sens. Sa longueur est utile, car elle augmente la surface suivant laquelle les

---

(1) Ce qu'on appelle des laits, le lait d'amandes, le lait de poule ne sont que des émulsions de la substance grasse des amandes ou de l'œuf. (Voir tome III).

aliments digérés sont en rapport avec les vaisseaux sanguins. De là, une absorption plus rapide et plus complète.

Dans l'intestin, les matières alimentaires sont encore liquides. Si quelque circonstance vient arrêter la digestion, elles sont rendues telles qu'elles sont; c'est ce qu'on appelle la *diarrhée*.

Enfin l'intestin n'est pas aplati, et cela pour que les aliments passent bien, il est toujours gonflé par des *gaz*. Ces gaz peuvent être sécrétés en trop grande abondance, alors ils s'échappent. Dans d'autres circonstances (péritonite, hystérie, etc.), ils s'accumulent et gonflent considérablement le ventre (*météorisme*).

Arrivés au *gros intestin*, les aliments deviennent solides, ils constituent les *excréments*. Ils sont alors composés uniquement de substances inutiles à l'organisme et ils sont rejetés à intervalles réguliers dans l'acte de la *défécation*.

CHAPITRE III.

Absorption.

Jusqu'à présent nous avons toujours dit que les aliments, devenus liquides, grâce à la digestion, étaient absorbés et pénétraient dans le sang, mais nous n'avons pas dit de quelle manière cela avait lieu et suivant quelle loi.

Il est certain que le sang étant contenu dans ses vaisseaux, les liquides ne peuvent arriver à lui qu'en traversant la paroi de ces vaisseaux. — C'est ainsi que cela se fait en réalité. Un liquide traverse très-facilement une membrane à la condition que, de l'autre côté de la membrane, il y ait un liquide plus *dense*, plus épais. Ainsi mettons dans un sac formé de baudruche une solution de gomme arabique, puis plongeons le sac dans l'eau pure ; cette eau pure traversera la baudruche pour aller se mélanger à la solution de gomme.

Or, le sang qui est dans les vaisseaux est très-épais, les aliments digérés sont au contraire très-étendus d'eau, ils traversent donc très-bien la paroi des veines et des tout petits vaisseaux sanguins qu'on appelle des *capillaires*, puis ils se mélangent au sang et sont entraînés dans tout le corps.

A côté des veines qui seraient insuffisantes pour absorber rapidement les produits de la digestion, il y a encore dans l'intestin toute une série de vaisseaux qu'on appelle des *chylifères* et qui ne sont qu'une voie plus détournée que prennent certains produits de la digestion,les graisses émulsionnées en particulier, pour pénétrer dans le torrent circulatoire.

En résumé, *l'absorption* c'est le passage dans l'organisme des produits élaborés par la digestion.

CHAPITRE IV.

Circulation.

Nous avons dit que le sang était le liquide par lequel cette absorption avait lieu. Ce liquide est, de plus, le milieu dans lequel baignent tous nos organes et dont ils tirent leur nourriture.

Quand une cause quelconque empêche l'apport du sang à un de nos organes, cet organe cesse aussitôt de fonctionner. Bien plus, il meurt rapidement, et cette mort partielle constitue ce qu'on appelle la *gangrène*. Quand le sang cesse d'arriver au cerveau, celui-ci cesse immédiatement ses fonctions, et cela constitue une des formes de ce que l'on connaît sous le nom *d'apoplexie*.

Comment donc est constitué ce sang qui est si nécessaire à la vie? Quand on le voit à l'œil nu, on serait tenté de croire que c'est un *liquide* de couleur rouge. Il n'en est rien, le liquide du sang est presque incolore, seulement il contient une quantité innombrable de petits corps colorés en rouge : ce sont les *globules sanguins*. Ces globules sont si petits qu'il en faudrait près de deux cents placés l'un à côté de l'autre pour faire un millimètre. Ils ont la forme de pièces de monnaie. Ils s'empilent quelquefois les uns sur les autres. Ils sont si peu épais qu'il faudrait une pile de près de 1000 globules pour faire un millimètre. A côté d'eux, il existe en petit nombre des globules non colorés qui sont plus gros et qu'on appelle des *globules blancs*.

Ainsi, le sang est constitué par des petits corps solides qui nagent dans un liquide. Ce liquide se nomme le *plasma*.

Quand le sang s'écoule au dehors, dans une saignée par exemple, on s'aperçoit que, de liquide qu'il était, il devient tout d'un coup solide, il se *coagule*, il se caille. Cela est dû à une substance nommée *fibrine* qui se forme dans le liquide et qui se précipite en entraînant avec elle au fond du vase tous les petits globules qu'elle enserre dans ses mailles.

Et il est bien heureux qu'il en soit ainsi, car si le sang n'avait pas cette propriété de se cailler, qu'arriverait-il quand un vaisseau serait ouvert ? Tout le sang s'écoulerait au dehors et le blessé succomberait très-rapidement. Au lieu de cela, les premières parties de sang qui arrivent au dehors se coagulent, elles forment alors un bouchon sur la plaie du vaisseau, et ce bouchon qu'on appelle *caillot* empêche l'*hémorrhagie* de continuer. Tous les moyens qu'on emploie pour arrêter les hémorrhagies ont donc pour but à la fois d'opérer l'occlusion directe du vaisseau (compression, froid, etc), et d'autre part de provoquer la formation des caillots (perchlorure de fer, alcool, etc).

Nous avons déjà dit que le sang était absolument nécessaire à la vie : ce qui est le plus utile dans le sang ce sont les globules. Certaines personnes ont un sang très-pauvre de ces petits organes : ces personnes sont pâles, décolorées et faibles ; on les dit *anémiques*.

A la suite de grandes hémorrhagies, la quantité totale du sang contenu dans le corps peut se trouver trop faible, le médecin pratique alors ce qu'on appelle la *transfusion du sang*, c'est-à-dire qu'il injecte au blessé du sang pris à une autre personne bien portante. Souvent, dans nos hôpitaux, on a vu des infirmiers assez dévoués pour subir une saignée et offrir une partie de leur sang pour ranimer un malade.

Si l'on examine le sang qui s'écoule dans une

hémorrhagie, on s'aperçoit qu'il n'a pas toujours la même couleur. Ainsi, le sang qui s'échappe d'une veine est noirâtre, tandis que celui qui s'échappe d'une artère est rouge vif.

Dans les expériences que l'on fait en physiologie, on voit que le sang devient rouge après avoir traversé les poumons et qu'il redevient noir quand il a servi à la nutrition des tissus. Il est donc nécessaire qu'il circule pour pouvoir ainsi aller au loin porter la vie et revenir ensuite se revivifier dans les poumons.

Il n'y a pas bien longtemps qu'on sait que le sang circule. Les Anciens croyaient qu'il était contenu dans les vaisseaux et que le cœur ne faisait que l'agiter. C'est, il y a deux cents ans à peine, qu'un médecin anglais, Harvey, découvrit la *circulation*.

Celle-ci se fait au moyen d'un organe d'impulsion qui est le *cœur*. Le cœur chasse le sang dans des vaisseaux nommés *artères*, qui le portent dans l'épaisseur des tissus. Les *veines* reprennent ce sang et le ramènent au cœur. Vous savez qu'il n'y a tout d'abord qu'une grosse artère — l'*aorte* — qui part du cœur, puis se divise en une infinité de branches, se réduisant elles-mêmes en des vaisseaux fins comme des cheveux et qu'on a nommés pour cela *capillaires*.

Le *cœur* n'est en réalité qu'une pompe aspirante et refoulante qui pousse le liquide sanguin avec force à la fois vers les organes et vers le poumon. Comme le sang qui va aux organes a été revivifié dans les poumons, il importe qu'il ne soit pas mélangé avec le sang qui revient des tissus et qui est altéré. Aussi, comme vous l'avez vu, le cœur est-il double : il est partagé en deux par une cloison, d'un côté se trouve le sang rouge et de l'autre le sang noir.

De plus, chacune des deux parties du cœur est divisée en deux. Au-dessous se trouve la partie active, celle qui chassera le sang par sa contraction, c'est le *ventricule* du cœur. Au-dessus se trouve un petit réservoir où s'amasse le sang entre deux contractions, c'est *l'oreillette*. Il y a entre chacune de ces parties des soupapes nommées *valvules*, qui se ferment d'elles-mêmes comme celles d'une pompe, de telle sorte que dans la contraction le sang ne peut pas retourner en arrière, il faut toujours qu'il aille en avant, les valvules sont comme autant de portes qui s'ouvrent devant lui et qui se referment après qu'il a passé.

Voici maintenant *comment se fait la circulation* : le cœur se contracte, il diminue de volume, il chasse donc le sang qui était dans sa cavité. Ce sang se répand dans les petits vaisseaux des tissus. Il nourrit ces tissus, puis il passe dans les veines qui l'amènent de l'autre côté de la cloison du cœur, dans ce qu'on appelle le *cœur droit*. Là, une nouvelle contraction le pousse dans le poumon où il redevient rouge en présence de l'air. Les veines du poumon le reportent dans le cœur gauche qui le chasse de nouveau vers les tissus et ainsi de suite indéfiniment.

Les contractions du cœur se font d'une manière très-régulière. S'il arrive que le cœur s'arrête un peu, on perd connaissance et on tombe en *syncope*. Si la syncope dure quelque temps, la mort est certaine.

Si de temps en temps le cœur s'arrête peu de temps, on dit qu'il y a dans ses battements des *intermittences*. D'autres fois, au contraire, il bat avec précipitation, on dit alors qu'il y a *palpitation*.

Dans les maladies du cœur, les battements sont faibles ; le sang n'est plus poussé avec force dans les poumons, aussi ne se revivifie-t-il pas complétement. Le sang revient noir aux tissus, et les malades ont cet aspect bleuâtre qu'on observe si souvent. Le médecin dit alors qu'ils sont *cyanosés*.

Il y a un phénomène qui se rapporte à la circulation et dont l'explication doit venir ici, c'est le *pouls*.

Le cœur chasse le sang dans les artères, mais celles-ci ne sont pas rigides, elles se gonflent sous l'influence de l'ondée sanguine. C'est donc cette dilatation que perçoit le doigt appuyé sur une artère. Si en arrière de l'artère se trouve un os, l'artère ne peut se dilater que dans un sens. On sent donc mieux son mouvement ; aussi choisit-on pour l'*exploration du pouls* les artères qui passent sur des plans osseux.

On conçoit que le pouls donne des renseignements assez précis sur l'état du cœur, puisqu'il reproduit la fréquence de ses battements et la puissance de son impulsion.

En outre, le cœur peut encore être exploré directement. En plaçant la main sur la poitrine on sent le *choc* qu'il vient faire contre la paroi chaque fois qu'il se contracte. Ce choc est très-fort chez les individus dont le cœur est considérablement augmenté de volume et atteint de ce que le médecin appelle *hypertrophie*.

A la région du cœur, on peut encore percevoir un autre phénomène. Ce sont les *bruits*. Appliquez votre oreille sur la poitrine d'une personne et vous entendrez à chaque battement du cœur deux bruits bien distincts. Ces bruits sont produits par le claquement des valvules. Dans les maladies cardiaques ces bruits sont très-altérés. Ils sont remplacés par des bruits soufflants. De là l'importance pour les médecins d'ausculter le cœur.

Le cœur bat environ 60 à 70 fois par minute. Il projette le sang avec une certaine vitesse dans les artères. Cette vitesse a été mesurée, elle est d'environ un mètre en quatre secondes. Le sang coule moins vite dans les capillaires et dans les veines, mais, en revanche, le calibre total de ces vaisseaux est beaucoup plus grand.

Les vaisseaux ne contiennent que du sang. Les anciens croyaient qu'ils contenaient également de l'air. Il n'en est rien et même l'entrée de l'air dans les veines interrompt immédiatement la circulation dans les vaisseaux et devient une cause de mort très-rapide.

La *respiration a une action très-réelle sur la circulation*. Des respirations actives augmentent les battements du cœur. On peut presque arrêter cet organe en cessant de respirer.

Enfin nous ajouterons que le *système nerveux* influe vivement sur la circulation. De simples émotions morales donnent des battements de cœur.

Certains nerfs ont même la propriété d'arrêter

subitement et d'un coup ses battements. Mais le cœur a, en lui-même, un système nerveux spécial, il peut continuer à battre quand il est séparé du corps. Un cœur de grenouille peut ainsi battre pendant près d'une journée, après avoir été séparé de l'animal.

En résumé, notre sang est soumis dans l'acte de la circulation à une force dirigée toujours dans le même sens qui le force à porter dans tous les points du corps les produits de la digestion et de la respiration.

CHAPITRE V.

Respiration.

Prise dans le sens que lui donnent les gens du monde, la *respiration* est l'acte par lequel nous faisons pénétrer l'air dans notre poitrine. Pour le médecin et le physiologiste, la respiration est plus étendue, c'est la fonction par laquelle nous régénérons notre sang en présence de l'air dans un organe spécial qui est le poumon.

Nous avons vu plus haut que le sang qui a servi à nourrir les tissus était devenu noir en se chargeant des produits devenus inutiles à l'organisme : nous avons vu encore qu'après avoir traversé le poumon il était redevenu rouge ; voilà, en somme, l'*acte respiratoire* proprement dit, ou tout au moins la fin de l'acte respiratoire.

Il faut maintenant revenir à ce que nous disions au commencement de cet entretien. Nous comparions l'organisme humain à une locomotive et nous disions que, de même que dans la locomotive, le résultat des combustions (qui sont pour elle une sorte de *nutrition*), s'échappaient par une cheminée ; il en est de même chez nous, les résultats de nos combustions s'échappent par le poumon, la trachée-artère et les narines. Mais nous devons encore faire rentrer dans l'étude de la respiration la *combustion*, c'est-à-dire *l'usure des aliments* que nous brûlons en nous, comme la locomotive brûle son charbon dans son foyer.

Ceci nous fait comprendre pourquoi il est nécessaire de diviser en deux parties la respiration et d'étudier d'un côté ce qu'on a appelé les *phénomènes mécaniques*, de l'autre les *phénomènes chimiques*.

Les *phénomènes mécaniques* sont constitués par la série de mouvements que nous faisons pour attirer l'air dans notre poitrine et pour le rejeter. Quel est en somme le *mécanisme* du thorax ? C'est exactement celui d'un de ces soufflets avec lesquels on attise le feu. Quand on soulève les branches d'un de ces soufflets, on augmente sa capacité, et l'air se précipite à l'intérieur. — Quand on rapproche les branches, on refoule cet air au dehors en diminuant le volume de l'instrument. Notre poitrine se comporte exactement de même. De puissants muscles s'attachent autour de nos côtes et les attirent en dehors, comme tout à l'heure nos bras éloignaient les branches du soufflet. Le poumon augmente de volume et l'air se précipite dans les tuyaux appelés *bronches* jusque dans les petits conduits où il est mis en rapport avec les vaisseaux qui contiennent le sang.

D'ailleurs, les côtes ne sont pas seules à prendre part à l'augmentation de la poitrine. Il y a, entre les poumons et les intestins, une sorte de cloison musculaire tendue comme une voûte : c'est le *diaphragme*. En se contractant cette voûte s'aplatit, elle refoule les intestins devant elle et agrandit ainsi le thorax. On sent très-bien cette augmentation de volume sur soi-même en faisant une grande *inspiration*, on se sent plus serré dans ses vêtements.

Dans *l'expiration*, au contraire, tous les muscles de l'inspiration se relàchent, la poitrine diminue de volume et l'air qui a été mis en relation avec le sang est rejeté au dehors. Un autre mouvement d'inspiration suit bientôt, un mouvement d'expiration lui succède et ainsi de suite.

Dans l'état normal, nous faisons par minute de 12 à 16 mouvements d'inspiration et d'expiration. Mais, dans certaines maladies où la respiration devient plus difficile, nous compensons par un *nombre* plus grand de mouvements l'ampleur que nous ne pouvons réaliser ; il y a alors ce qu'on appelle la *dyspnée*. Ce phénomène apparaît aussi quand dans un violent exercice, une course rapide, par exemple, notre sang s'est trouvé chargé d'une grande quantité de produits à rejeter, nous sommes alors, comme on dit, essoufflés, nous respirons vite pour mettre en aussi peu de temps que possible une plus grande quantité d'air en relation avec notre sang. •

Nous devons encore étudier ici quelques phénomènes accessoires. L'air, en se précipitant dans le poumon, produit du *bruit*. C'est ainsi qu'on produit un son plus ou moins aigu en souflant dans un tube en papier ou dans une bouteille. Or, ce bruit varie suivant l'état où se trouve le poumon; les maladies de cet organe influent beaucoup sur l'intensité ou la nature du bruit que produit l'air en pénétrant dans son intérieur. C'est de cette connaissance qu'est née l'*auscultation*. Quand le médecin applique son oreille sur la poitrine, il entend le murmure produit par l'air dans le poumon, et de l'altération de ce murmure, il peut sûrement déduire la maladie qui a frappé l'organe lui-même.

Jusqu'ici nous n'avons parlé que de l'*acte respiratoire normal*. Il convient d'ajouter que dans bien des cas il est modifié. Ainsi le *bâillement* n'est qu'une longue inspiration; le *hoquet*, le *rire*, le *sanglot* sont des secousses rapides et convulsives du diaphragme.

La *toux*, l'*éternument*, sont des mouvements brusques et violents d'expiration destinés à chasser au dehors des crachats qui s'opposent au libre passage de l'air dans les bronches.

Ainsi, vous le voyez, les phénomènes physiques de la respiration se résument dans les conditions de l'entrée et de la sortie de l'air qui doit pénétrer dans le poumon.

Pourquoi est-il nécessaire que cet air pénètre dans les organes respiratoires? Pour le comprendre, il faut d'abord savoir que l'air qui nous entoure est composé de deux gaz, l'un se nomme *oxygène*, l'autre est l'*azote*. L'*oxygène* est le gaz actif, l'*azote* est un gaz inerte qui modère l'action de l'oxygène. L'azote est mêlé à l'oxygène de la même façon que l'eau est mêlée au vin, pour en diminuer l'action. Or, c'est cet oxygène qui doit aller se dissoudre dans le sang pour être ensuite porté dans l'intimité de nos tissus et y provoquer les combustions qui entretiennent la vie. L'oxygène se dissout dans le sang comme le *gaz carbonique* est dissous dans l'eau de Seltz. Et précisément le résultat des combustions qui se font dans nos tissus c'est ce gaz carbonique ; il se dissout aussi dans le sang et quand ce sang arrive au poumon, le gaz carbonique se dégage à l'air libre comme il se dégage d'un verre d'eau de Seltz qu'on laisse au dehors. Voilà, sommairement, ce qu'est la respiration.

Résumons-nous : nous introduisons par la digestion des aliments dans notre sang. Là ils rencontrent le gaz oxygène qui les brûle de la même manière qu'il brûle l'huile d'une lampe. Il en résulte, d'une part, de la *chaleur* : aussi notre corps est-il plus chaud que les objets qui nous entourent. Il en résulte ensuite du gaz acide carbonique qui se dégage dans le poumon et que la chimie retrouve dans l'air que nous expirons, de même qu'elle retrouve la fumée dans l'air qui sort de la cheminée d'une machine.

Pour comprendre la réalité de ces *phénomènes chimiques* de la respiration, il faudrait bien connaître une foule de détails que nous ne pouvons exposer ici. Qu'on se contente donc de la définition qui précède.

Ce que nous venons de dire de la respiration doit faire comprendre ce que c'est que l'*asphyxie*. L'asphyxie peut être causée par l'impossibilité de faire mouvoir le thorax (chez les individus atteints de pleurésie ou chez les malheureux qui sont pris sous un éboulement). Elle peut être due à l'obturation des voies aériennes (chez les pendus ou dans les cas où des corps alimentaires pénètrent dans la trachée).

Elle peut encore survenir parce que le sang ne peut plus arriver au poumon pour y puiser l'oxygène. C'est ce qu'on voit chez les malades qui meurent d'une maladie du cœur : aussi leur sang reste-t-il noir et paraissent-ils d'une couleur bleue.

L'asphyxie peut encore dépendre de ce que l'air ne contient plus cet oxygène, si nécessaire à la vie, ou parce qu'il contient des gaz qui sont des poisons. Cela se voit dans l'asphyxie par la vapeur du charbon ou par les exhalaisons des fosses d'aisance.

On conçoit donc ce que doit être l'*hygiène de la respiration*. Il faut que l'air soit toujours pur et qu'il contienne toujours la proportion nécessaire d'oxygène. Or, l'air que nous *expirons* contient moins d'oxygène que celui que nous avons *inspiré*, puisque nous en avons pris une certaine quantité. Si nous sommes dans une *pièce confinée*, il arrivera un moment où nous aurons pris une trop grande partie d'oxygène. L'air sera alors insuffisant à entretenir notre respiration. C'est ce qu'on voit dans les salles de spectacles où beaucoup de personnes sont entassées et où l'air est chaud et mal renouvelé. Cela se voit aussi malheureusement dans certaines salles de nos hospices où trop de vieillards sont accumulés. Il suffit d'entrer subitement au milieu de la nuit dans une pareille enceinte pour éprouver une sensation pénible et pour bien sentir que l'air n'est pas normal.

CHAPITRE VI.

Chaleur animale.

Nous venons de voir qu'un des premiers résultats de la respiration était d'élever la *température*. C'est maintenant le moment d'étudier en détail cette température.

Nous avons une température supérieure à celle du milieu qui nous entoure, et, bien que nous nous refroidissions à toute minute, nous maintenons notre température toujours égale.

Si on place dans l'aisselle d'un homme la boule d'un thermomètre, on voit ce thermomètre marquer 37° et demi environ. Cette température est la même qu'il fasse chaud ou qu'il fasse froid au dehors. Elle est égale chez les nègres qui vivent dans les climats torrides et chez les Lapons qui vivent au milieu des glaces.

Tous les animaux ne sont pas dans nos conditions: ainsi les oiseaux sont plus chauds que nous. Les reptiles, au contraire, et les poissons ont à peu près la température des milieux qui

les entourent et cette température est variable.
Aussi nous paraissent-ils froids.

On apprécie la température au moyen des thermomètres. Nous ne décrirons pas ici ces instruments ; on en trouvera la description dans le second volume du *Manuel*.

Si notre température est égale toujours, cela ne veut pas dire qu'elle est partout la même sur toutes les parties de notre corps. Ainsi les parties qui sont le plus exposées aux refroidissements, les pieds, les mains, la face, ont une température de plusieurs degrés inférieure à celle de l'aisselle ou du rectum.

Diverses causes peuvent faire varier la température humaine. La principale est la *fièvre*. On sait que les malades ont une température plus élevée que les personnes en bonne santé. Il suffit de placer sa main sur la peau pour s'en apercevoir. Le thermomètre est là qui vient encore rendre plus appréciable l'augmentation de chaleur. Et comme la fièvre est en raison de cette augmentation, on conçoit facilement combien la thermométrie est importante en médecine.

Une cause très-active encore de variations dans la chaleur animale, c'est la contraction musculaire et les mouvements qu'elle produit. Tout le monde sait bien qu'on a plus chaud à la suite d'un violent exercice. On a pu mesurer directement la chaleur produite par un muscle qui se contracte. On a vu que la température était en raison de l'énergie même et de la durée de la contraction. — Une *température extérieure très-froide* abaisse momentanément notre température. Mais ce n'est pas là un effet durable. — On a voulu utiliser cette donnée en faisant aux fiévreux des *lotions froides* et même en les plongeant dans des *bains froids*: le médecin seul est juge de l'emploi de ce moyen.

En résumé, dans l'état normal, les combustions qui se font en nous s'équilibrent de telle sorte que notre température demeure à peu près invariable. Elle ne varie sensiblement que dans la maladie.

CHAPITRE VII.

Sécrétions.

Jusqu'à présent, nous avons étudié les fonctions de nutrition dégagées de tous leurs accessoires. Elles ne sont point aussi simples qu'on le pourrait croire d'après ce que nous avons vu, et c'est maintenant le moment de donner quelques détails nouveaux.

Ainsi, nous avons parlé de ces liquides qui, dans la digestion, viennent transformer les aliments et permettre leur pénétration dans le sang. Nous n'avons pas dit comment étaient fabriqués ces liquides. Nous allons maintenant faire cette étude. Elle nous conduira, de plus, à voir comment est éliminé le résultat définitif de nos combustions, ce qui en représente les *cendres*, comme l'acide carbonique en représente la *fumée*.

Les *sécrétions* des liquides de l'organisme se font au moyen des *glandes*. Les glandes peuvent être comparées à des *filtres* qui laisseraient passer certaines substances en retenant les autres. Vous avez, par exemple, un liquide trouble, vous le jetez sur un filtre : celui-ci laisse passer la partie claire du liquide et retient le corps en suspension qui le troublait. Une glande est une sorte de filtre ou plutôt d'assemblage d'un nombre considérable de petits filtres communiquant ensemble par de petits canaux lesquels aboutissent à un grand canal central qui verse au dehors le produit de la sécrétion. Le sang vient sur la paroi de ces petits filtres et leur abandonne la substance qu'ils sont chargés de séparer. Ceci n'est d'ailleurs qu'une comparaison et ne représente pas absolument la réalité : mais cette comparaison devra suffire, car elle donne déjà une idée suffisante de ce qui se passe réellement.

Pourquoi telle ou telle glande sépare-t-elle du sang plutôt telle partie que telle autre, c'est un point qui n'est pas encore élucidé. Cela semble tenir à la nature même du tissu qui la compose.

Les glandes ne fonctionnent pas d'une manière continue, mais seulement quand l'organisme a besoin des liquides qu'elles sécrètent spécialement. Ainsi la salive n'est que très-peu sécrétée dans l'intervalle des repas ; en revanche, elle s'écoule avec abondance pendant que nous mangeons. Il suffit même qu'un aliment se présente à nous pour qu'elle soit immédiatement sécrétée en grande quantité. Nous disons alors que l'eau nous vient à la bouche. C'est bien la preuve que le *système nerveux* a une action directe sur les sécrétions, puisque la seule pensée peut arriver à les provoquer.

En somme, le produit de sécrétion est formé dans la glande ; la pression du sang, le système nerveux (soit directement, soit par l'action indirecte des objets extérieurs), amène sa formation en abondance. Il remplit alors les conduits de la glande et il se trouve ainsi spontanément rejeté au dehors. Cela est vrai, par exemple, pour les sécrétions dont nous avons parlé jusqu'à présent : la *salive*, les *sucs gastrique*, *pancréatique*, *intestinal*, etc. Quelques sécrétions ont lieu d'une façon à peu près constante, mais leur produit doit être rejeté au dehors en une seule fois : telles sont la *bile* et l'*urine*. Pour celles-là, il existe sur le trajet du conduit principal un réservoir (la vésicule biliaire pour la bile, la vessie pour l'urine), réservoir où le liquide s'accumule et d'où il est expulsé subitement au moyen de muscles spéciaux.

Voilà d'une façon générale le mécanisme des sécrétions. Disons maintenant un mot de quelques-unes dont nous ne nous sommes pas encore occupés.

De l'urine.

L'*urine*, on le sait, est sécrétée par le *rein*. Elle s'accumule dans la vessie d'où elle est chassée irrégulièrement quatre ou cinq fois par jour.

Dans l'état normal, la quantité d'urine expulsée est de 1 litre à 1 litre 1/2. L'été, on urine un peu moins, à cause de la sueur qui retire beaucoup d'eau à l'économie. Dans certaines maladies, la quantité d'urine excrétée est infiniment plus grande, elle peut aller à 5, 6 litres et même bien davantage. On dit alors qu'il y a *polyurie*. La quantité des boissons ingérées a beaucoup d'influence sur la quantité d'urine que l'on rend.

Il peut arriver que les conduits excréteurs de l'urine soient obturés, dans les rétrécissements de l'urèthre par exemple. La vessie alors se gonfle de liquide, se distend, le médecin peut la sentir au-dessus du pubis et la percuter ; dans d'autres cas, les muscles qui ferment normalement l'orifice par où l'urine s'écoule peuvent être fatigués ou impuissants, l'urine est alors rejetée en dehors de la volonté : on dit qu'il y a *incontinence d'urine*. C'est un accident commun dans l'enfance et dans l'extrême vieillesse.

Quelles sont les substances qui constituent l'urine ? Elle est d'abord formée en grande partie de l'eau de nos boissons. Mais cette eau tient en dissolution plusieurs substances. La plus importante, et la seule dont nous dirons ici un mot, c'est l'*urée*. Cette urée, c'est le dernier produit de la combustion de nos aliments. C'est la cendre de notre foyer. Nous la rendons par notre urine dans laquelle elle est soluble. Plus nous brûlons, plus nous produisons de chaleur (fièvre); plus nous prenons d'exercice, plus nous avons chaud, plus notre urine contient d'urée. Cela revient à dire que plus le foyer que nous constituons est actif, plus il produit de cendres.

Notre urine contient encore d'autres substances inutiles à l'organisme. Elles sont en petites quantités et ne nous occuperont pas spécialement.

Ce que nous venons de dire s'applique à l'état de santé. Dans quelques maladies, le rein laisse filtrer d'autres éléments et en particulier un élément du sang lui-même qu'on appelle l'*albumine*. C'est dans l'*albuminurie* qu'on voit le médecin chauffer l'urine dans un tube de verre pour obtenir un précipité blanc qui lui révèle la présence certaine de l'albumine.

Dans d'autres cas (diabète), c'est du sucre que l'on trouve dans l'urine. Le médecin, pour le rechercher chauffe l'urine avec une liqueur bleue (liqueur de Fehling) et il se forme un précipité jaune rougeâtre s'il y a la moindre trace de sucre.

Enfin, l'urine laisse quelquefois déposer des substances qu'elle contient anormalement ou en trop grande quantité. Ces substances se précipitent au fond des vases et y adhèrent quelquefois très-solidement. Supposez que cette précipitation se fasse dans la vessie même : voilà la source de ce qu'on appelle les *calculs* vésicaux, la *pierre*.

De la sueur.

Après l'urine, notre excrétion la plus importante est la *sueur*. La peau est remplie de ces petits filtres qu'on appelle des glandes. Là ils ne sont pas accouplés. Ils sont seuls et s'ouvrent directement au dehors.

On a vu dans la partie anatomique de ce travail que les *glandes sudoripares* sont en quantités innombrables. Elles laissent presque sans cesse écouler de la sueur : mais, comme cette sueur est immédiatement évaporée, nous ne nous apercevons même pas de la sécrétion. Qu'une cause pourtant vienne empêcher l'évaporation et nous nous trouvons bientôt inondés. C'est ainsi que la sueur s'accumule sous les vêtements imperméables en caoutchouc, dans les chaussures en cuir, sous les chapeaux de feutre, etc.

Quand nous sommes dans un endroit chaud ou

quand nous prenons de l'exercice, la sueur coule en abondance, en s'évaporant, elle nous rafraîchit. Mais il faut redouter que cette évaporation se fasse trop vite, dans un courant d'air par exemple, car le refroidissement serait subit et très-intense et toutes les maladies qui tirent leur cause du froid pourraient nous atteindre.

La sueur est un liquide acide et incolore. Elle a une saveur saline. — La saison chaude et l'ingurgitation de boissons abondantes a une grande influence sur sa production.

De la bile.

La *bile* est un liquide jaune d'or, filant, ayant une odeur légère et une saveur amère. Elle est sécrétée par le foie : elle s'accumule dans la vésicule biliaire d'où elle est rejetée dans l'intestin duodénum au moment où les aliments arrivent. Elle est en quantité très-variable. Elle constitue un produit d'*excrétion* spéciale, qui se joint aux excréments et qui est expulsé en même temps qu'eux. La bile a encore un rôle chimique sur lequel nous ne pourrions nous étendre ici car il comporte des connaissances particulières.

Nous devons pourtant dire que, dans certains

cas pathologiques, dans certaines maladies, la bile est sécrétée en beaucoup trop grande quantité, ou bien les voies qui lui donnent issue d'ordinaire se trouvent obstruées. Il en résulte qu'elle passe dans le sang. Le malade présente alors une coloration jaune toute spéciale de tout son corps: il a la *jaunisse*. C'est un accident fréquent dans les maladies du foie, mais il peut survenir à la suite d'une simple émotion, d'une colère : l'action du système nerveux est ici évidente.

La sécrétion biliaire est la seule voie d'excrétion qu'ait le fœtus pendant qu'il vit dans l'utérus maternel. Aussi le *méconium*, cette substance jaune verdâtre qu'il rend presque aussitôt venu au monde, n'est-il que de la bile épaissie.

Le foie ne sécrète pas seulement la bile. Il sécrète également du *sucre*. Ce sucre passe de là dans le sang directement et il est brûlé dans l'intimité des tissus: si, du sang, il passe dans l'urine, on dit qu'il y a *glycosurie*, accident ordinaire de la maladie appelée *diabète*.

CHAPITRE VIII.

Nutrition.

Nous venons de voir bien rapidement ce qu'é-taient les fonctions de nutrition. Jetons mainte-nant sur elles un coup d'œil général.

Notre corps est une machine. En fonctionnant il s'use, et les matériaux de cette usure, devenus mauvais, sont expulsés. De plus, pour qu'il fonctionne, il nous faut des aliments qui, d'une part, viennent remplacer les tissus usés (nutrition proprement dite ou *assimilation*), et d'autre part, viennent alimenter la source de notre chaleur et de nos mouvements (*respiration* et *chaleur animale*).

Ces aliments, dans l'état où les fournit la nature, ne pourraient pénétrer dans nos tissus, il faut qu'ils soient élaborés (*digestion*), pour qu'ils passent dans le sang (*absorption*). Ce sang doit les porter partout, dans tous les points de notre organisme (*circulation*). Enfin il est nécessaire que des liquides d'une action chimique spéciale interviennent, tant pour préparer les aliments que pour dissoudre et entraîner hors de nous leurs résidus (*sécrétion*). Telle est la succession dé faits qui assure l'intégrité et le renouvellement continuel de notre corps.

Nous devons maintenant rechercher comment nous sommes en relation avec les objets extérieurs et comment agit sur nous le monde ambiant.

SECTION II.

Fonctions de relation.

Les *fonctions* de *relation* peuvent se diviser en deux catégories bien nettement distinctes. L'homme, considéré dans ses rapports avec les êtres extérieurs, nous présente à étudier les fonctions qui assurent son intégrité personnelle et celle qui lui servent à perpétuer son espèce.

Dans la première classe rentrent les *mouvements* qui nous permettent de nous déplacer, l'*action nerveuse* qui entretient et commande ces mouvements, les *organes des sens*, grâce auxquels nous avons la notion de la nature et de l'existence des autres êtres.

Dans la deuxième classe, nous trouvons les *fonctions de reproduction* qui perpétuent notre race et permettent son extension. Nous n'aurons pas à nous occuper ici de ces fonctions. Elles trouveront tout naturellement leur place avec l'étude sommaire que nous aurons à faire de l'accouchement, de la grossesse et de l'allaitement, dans une autre partie de ce Manuel.

Entrons donc de suite dans notre sujet et recherchons de quelle manière se font nos mouvements.

CHAPITRE IX.

Mouvements.

On peut dire que même dans l'immobilité apparente la plus complète nous effectuons encore des mouvements. En fait, nous ne sommes jamais immobiles. Notre cœur ne cesse pas une minute de battre, notre poitrine ne cesse pas de se dilater et de se contracter. Les muscles de notre tube digestif sont toujours en action. Il n'y a même pas jusqu'aux muscles de nos membres qui ne soient toujours dans une demi-contraction pour maintenir notre attitude même lorsque nous sommes couchés et que nous dormons. Mais on entend par mouvement proprement dit un déplacement dû aux muscles sous l'influence de la volonté. Il existe, en effet, des mouvements qui ne sont pas volontaires. Les mouvements de l'estomac, de la vessie, du cœur, se font sans que nous les commandions, sans même que nous en ayons conscience. Les mouvements des membres eux-mêmes peuvent ne pas dépendre de notre volonté. Ainsi une chute nous menace-t-elle, nous portons instinctivement les mains en avant sans même raisonner et sans comprendre que c'est là, en effet, un bon moyen de protéger notre tête.

L'organe du mouvement est le *muscle*. C'est cette substance rouge qu'on appelle vulgairement la chair. Nous avons vu qu'elle est composée de faisceaux placés les uns à côté des autres comme les fils d'un écheveau. Ces faisceaux sont contractiles, c'est-à-dire qu'ils sont comme s'ils étaient formés de caoutchouc toujours tendu qui pourrait se raccourcir à notre volonté.

C'est, en effet, de cette manière que se passe la contraction musculaire. Un muscle est tendu entre deux os à la façon d'une corde : s'il se raccourcit, il rapproche forcément les deux os.

De là, *mouvement* de l'un des deux os sur l'autre qui est immobile. En même temps que le muscle qui se contracte, se raccourcit, il se gonfle. Rien n'est plus facile que de s'en convaincre. On n'a qu'à appuyer la main gauche sur le bras droit au moment où on fait le mouvement de porter la main à la bouche, on sent que les doigts de la main exploratrice sont écartés par une force invincible.

Cette *contractilité* est une propriété propre des muscles. Il est nécessaire, pour qu'ils la conservent, qu'ils soient baignés par le sang. Si on empêche ce liquide d'arriver à un muscle, celui-ci perd très-rapidement la propriété de se raccourcir. Cette faculté peut encore être abolie par d'autres causes telles que *le froid*. Un muscle qui s'est plusieurs fois contracté devient vite incapable de le faire encore. Il faut qu'il s'écoule un temps d'arrêt, sinon le muscle est frappé de cette sorte d'impuissance temporaire que nous appelons *la fatigue*.

Très-rapidement après notre mort, il se passe dans nos muscles un phénomène spécial. Ils se contractent et se roidissent spontanément ; puis bientôt ils s'affaissent. Le phénomène qu'on appelle la *rigidité cadavérique* est un des meilleurs signes de la mort réelle.

En somme, la contraction de nos muscles, si elle n'est pas subite, est toujours un mouvement très-rapide qui ne dure qu'une fraction de seconde. Cela est vrai, au moins pour les muscles de nos membres. Il n'en est pas de même pour les fibres musculaires qui forment les tuniques de nos organes internes. Leur mouvement est très-lent ; on l'a comparé à celui des vers qui rampent sur la terre, de là le nom de *mouvement vermiculaire*.

On a vu dans l'aperçu anatomique ci-dessus, comment étaient constitués nos membres et les muscles qui les animent. Nous n'y reviendrons pas. Nous ferons simplement remarquer que l'engrénement de nos articulations est tel que la pression même de l'air maintient leur solidité, comme elle maintient l'adhérence d'une ventouse à la peau. C'est autant de travail de moins à réaliser pour nous. Enfin, nous ajouterons que, d'une manière générale, un muscle agit rarement seul. Toute une classe de muscles se met en mouvement pour maintenir l'harmonie. Et même, quand nous avons une grande somme de travail à fournir, tous nos muscles y concourent ; nous fixons même ceux de notre poitrine qui demeurent immobiles. Nous accomplissons ce qu'on a nommé le phénomène de l'*effort*.

Dans la simple *station* debout, il faut la contraction simultanée des muscles de nos membres inférieurs, de notre abdomen, de notre poitrine, et de notre cou pour nous maintenir droits. On sait combien il est difficile, même à plusieurs personnes, de soulever un cadavre et de le maintenir droit après que la contractilité et la rigidité des muscles a cessé.

Nous ne voulons pas étudier ici tous les mouvements auxquels nos muscles peuvent donner lieu. Ils sont infinis. Nous nous contenterons de faire remarquer que c'est du déplacement subit qu'ils produisent dans une partie de notre corps, suivi du déplacement de la partie similaire du côté opposé que résulte la *progression* dans tous ses modes : la *marche*, la *course*, le *saut*, la *natation*.

CHAPITRE X.

De la parole.

Ce n'est pas seulement par nos mouvements que nous sommes en rapport avec les autres êtres. Nous pouvons communiquer avec eux par la *voix* et par une série de signes conventionnels qui constituent la *parole*.

L'*organe de la voix* est le *larynx*. C'est un véritable instrument à vent que nous mettons en action au moment de l'expiration avec l'air que nous rejetons au dehors et auquel nous donnons alors une certaine impulsion. La partie qui, dans le larynx, produit la voix, est formée par les *cordes vocales*. Ce sont deux rubans tendus par le passage de l'air qui les fait fortement vibrer. Par notre volonté, nous arrivons à les tendre plus ou moins fortement, et c'est ce qui constitue les modulations de notre voix.

Il est possible de voir les rubans vocaux fonctionner sur un homme vivant, et cela au moyen d'un instrument appelé *laryngoscope*. C'est un petit miroir que le médecin introduit au fond de la gorge du malade et qui lui permet d'inspecter l'état des cordes vocales.

La voix n'est pas seulement produite par les cordes vocales. Elle est fortement renforcée par la bouche et surtout par les fosses nasales. De là la voix singulière et anormale de certaines personnes dont le nez est obturé par un rhume.

La voix humaine est assez étendue, elle contient presque trois octaves. Mais les notes inférieures appartiennent à l'homme adulte, tandis que les supérieures sont propres à la femme et à l'enfant. Les modifications de la voix peuvent encore tenir à la résonnance plus ou moins grande du thorax (voix de poitrine) ou à celle des cavités supérieures (voix de fausset).

On conçoit, sans que nous insistions sur ce point, combien les mouvements respiratoires ont d'influence sur la voix. Ainsi les malades très-affaiblis, qui ont à peine la force de respirer, ont-ils la voix très-faible et comme cassée. Le talent du chanteur consiste pour une bonne partie à savoir régler sa respiration, de façon à produire les effets les plus continus avec la plus faible dépense d'air possible.

La parole est la voix modulée et transformée en signaux conventionnels qui représentent des pensées et qui s'appellent des mots. L'ensemble des mots constitue le *langage*.

Le larynx produit des sons simples qui sont les voyelles.

$$a, \ e, \ i, \ o, \ u,$$

et les diphthongues,

$$Ou, \ eu, \ oi, \ ai, \ \text{etc.}$$

Ces sons simples arrivent à la bouche renforcés par les fosses nasales, et, là, elles sont accentuées au moyen des lèvres, des dents, de la langue qui donnent les consonnes. Les consonnes ne peuvent exister seules, elles ne sont que des modulations des voyelles. L'assemblage des voyelles et des consonnes forme les syllabes, les syllabes réunies forment des mots qui ont un sens et représentent une pensée.

L'homme seul possède la parole. Mais ce n'est pas à dire pour cela que les aninaux n'ont pas un langage rudimentaire par lequel, au moyen de sons peu nombreux et à peine modulés, ils transmettent des signaux à leurs semblables.

CHAPITRE XI.

Organes des sens.

Si le mouvement et la voix nous permettent de communiquer avec les autres êtres vivants, les organes des sens nous font recevoir les diverses notions qui nous prouvent leur existence et leurs actions.

Les *sens* sont au nombre de cinq : la vue, l'ouïe, l'odorat, le goût, le toucher.

C'est par ces modalités diverses que les corps extérieurs nous font connaître leurs qualités.

De la vue.

Le sens le plus important est certainement celui de la *vue*. Son organe est l'*œil*. Placé immédiatement auprès de notre cerveau, à la partie supérieure de notre corps d'où il domine un plus grand espace, notre œil est muni d'*appareils accessoires* et de *parties essentielles*.

Examinons tout d'abord les *organes accessoires*. Ce sont, en premier lieu, les *sourcils*. Cette arcade avancée vient protéger l'œil contre les chocs directs. De plus, elle empêche les rayons venus directement des nuées de pénétrer dans notre œil et de nous éblouir. Les poils, dont est garnie l'arcade sourcilière, empêchent la sueur de notre front et les poussières de l'atmosphère de venir tomber entre nos paupières. Ces *paupières*, elles-mêmes, se ferment à la moindre menace ; elles s'abaissent quand la lumière est trop vive, quand nous voulons dormir.

L'œil est recouvert par une membrane très-sensible qu'on appelle *conjonctive*, et comme il est nécessaire qu'il se porte tantôt dans un point, tantôt vers un autre, il est muni de *muscles* nombreux qui lui font prendre toutes les positions possibles.

L'œil doit être toujours humide. S'il se desséchait, il deviendrait opaque comme est l'œil des cadavres. Aussi une glande spéciale verse-t-elle incessamment les *larmes* à sa surface. L'excès de ces larmes pénètre dans le nez par un canal spécial. Il en résulte que quand une émotion amène l'écoulement de ces larmes, c'est dans les fosses nasales qu'elles arrivent tout d'abord avant que leur excès même les fasse s'épancher sur les joues.

Voilà pour les organes accessoires. On comprendra bien ce que sont les parties essentielles et en quoi consiste la *vision* si on veut bien faire l'expérience suivante. On prend une boîte de carton dont on a enlevé le couvercle. On remplace ce couvercle par une feuille de papier huilé. Sur la face opposée au papier, on perce un trou avec une épingle. Immédiatement, on voit l'image des objets extérieurs se peindre sur le papier huilé avec tous leurs détails et toutes leurs couleurs.

C'est exactement ce qui se passe dans notre œil. Il est, comme on sait, composé d'une chambre obscure percée d'un orifice en avant. C'est la *pupille* (prunelle). Cet orifice, grâce à un muscle spécial, peut devenir plus ou moins grand suivant que l'éclat de la lumière est plus ou moins intense. En arrière, se trouve une membrane blanchâtre transparente, la *rétine*, sur laquelle les images extérieures viennent se peindre comme tout à l'heure elles venaient se dessiner sur le papier huilé de notre chambre noire. Il est très-facile de voir qu'il en est bien ainsi en exposant à la lumière un œil que l'on vient d'enlever à un animal. Comme la membrane qui recueille l'image est sensible et qu'elle communique avec le cerveau par un nerf, nous obtenons l'impression de la lumière.

L'œil n'est pas absolument aussi simple que nous venons de le dire : il est muni de véritables lentilles, pareilles à des verres grossissants (*cristallin*), qui ont la propriété de donner aux images projetées une netteté qu'elles n'auraient point sans cela. Ces lentilles étant molles, bien que très-transparentes, ont de plus la spécialité de pouvoir se bomber plus ou moins, de manière à conserver toujours la netteté des objets à quelque distance qu'ils soient. Cette faculté a été nommée l'*accommodation*.

La *portée de la vue* est une chose très-variable suivant les individus. En général, nous ne voyons plus nettement les objets qui ne sont placés qu'à deux centimètres de notre œil. Certaines personnes voient bien les objets placés près de leur œil et cessent de pouvoir distinguer ceux qui sont au-delà de quelques mètres : ce sont les *myopes*.

Les *presbytes* ont le défaut contraire ; ils voient bien les objets éloignés, mais ne peuvent plus voir les objets un peu fins, les caractères d'imprimerie par exemple, placés à peu de distance de leur œil.

Le fond de l'œil étant le siége réel de la vision, on conçoit que, dans beaucoup de cas de cécité, il soit frappé de lésion qu'on a intérêt à connaître.

On a imaginé un instrument nommé *ophthalmoscope*, qui permet de voir le fond de l'œil chez une personne vivante. Le principe de cet instrument consiste à éclairer vivement le fond de l'œil au moyen d'un miroir dont on projette la lumière dans la pupille et de regarder au fond de l'œil au moyen d'un verre grossissant. On peut ainsi explorer la *rétine* ou membrane sensible de l'œil et voir de quelle lésion elle est frappée.

Nous ne dirons que quelques mots sur divers points de l'étude de la vision qui ne sont pas encore élucidés.

Ainsi, nous voyons avec *deux* yeux : il y a donc sur nos rétines deux images. Et pourtant nous ne voyons pas double.

Dans quelques cas, les *axes* de nos yeux ne concordant plus, nous avons la sensation de deux images quand, en réalité, il n'y a qu'un objet devant nous. Nous disons alors qu'il y a *diplopie*.

Cette vision, avec deux yeux, a encore une autre influence. Nos deux yeux étant l'un à côté de l'autre, leurs axes ne sont pas parallèles. Nous pouvons donc voir deux *faces* d'un même objet, d'où la sensation de relief, qu'arrive à reproduire si merveilleusement le stéréoscope.

Enfin, nous n'ajouterons qu'un mot sur la dimension des objets que notre vue peut apercevoir. Les objets les plus immenses sont aperçus, mais ils sont mal appréciés, faute de point de comparaison. Quant aux très-petits objets, ils sont vus tant que leur dimension projetée sur la rétine est supérieure à celle d'un des éléments de cette membrane (1/20 de millimètre environ).

De l'ouïe.

L'*ouïe* est le sens qui nous donne la notion du son. L'organe de l'ouïe est l'*oreille*. La première chose que nous apercevons dans cet organe c'est une sorte de cornet flexible qui recueille les sons. Ce *pavillon* est peu développé chez l'homme, mais il l'est beaucoup chez certains animaux, et même chez eux, il est mobile et peut se diriger du côté d'où provient le son.

Après le pavillon vient le *conduit auditif* qui aboutit au tympan. Cette *membrane du tympan* est placée au bout du conduit et vibre au moindre bruit à la manière de ces vitres qui tremblent au moment où on produit un son analogue à celui qu'elles peuvent rendre. Cette vibration du tympan vient pousser une série de petits osselets articulés qui viennent frapper à leur tour sur une membrane qui recouvre un orifice nommé *fenêtre ovale*. Or, cette fenêtre ovale est l'entrée d'un canal très-compliqué sur les parois duquel les nerfs de l'audition viennent s'épanouir. C'est donc, en somme, comme si chaque vibration du tympan venait frapper sur le nerf acoustique. Il en résulte le phénomène de l'audition.

Pour que la membrane du tympan vibre bien librement, il faut qu'il y ait de l'air de chaque côté. Aussi, un conduit spécial, la *trompe d'Eustache*, amène-t-il l'air qui est nécessaire en arrière de la membrane vibrante. Si la trompe se bouche, l'ouïe est diminuée : il en est de même si on soutire un peu de l'air contenu dans le tympan. On peut s'en convaincre, en se fermant hermétiquement la bouche et le nez, et en avalant brusquement. On devient sourd pour quelques secondes.

En définitive, le son est recueilli par le pavillon, transmis par le conduit auditif jusqu'au tympan dont les vibrations sont communiquées au nerf auditif et au cerveau par les osselets d'abord et par le liquide de l'oreille interne.

Odorat.

On donne le nom d'*odeur* à des particules impalpables qui s'échappent de tous les corps et qui, mélangées à l'air que nous inspirons, viennent agir sur la *muqueuse* qui tapisse l'intérieur de nos fosses nasales. L'*odorat* de l'homme est assez développé, mais il n'est rien, si on le compare à l'odorat de certains animaux, à celui du chien, par exemple, qui peut très-bien reconnaître le passage du gibier, rien qu'à l'odeur que celui-ci a laissée plusieurs minutes auparavant.

L'organe de l'odorat est, nous venons de le dire, la muqueuse qui tapisse notre nez. Cette muqueuse est repliée sur elle-même ; elle recouvre une grande quantité de sinuosités osseuses, ce qui augmente d'autant sa surface et permet par conséquent un contact plus prolongé et plus étendu avec l'air. Au-dessous d'elles se trouvent les *nerfs olfactifs* qui transmettent l'impression au cerveau.

Dans quelques maladies, le coryza, par exemple (rhume de cerveau), la muqueuse s'enflamme, se recouvre de mucosités et l'odorat est presque aboli.

Du goût.

Le *goût* nous donne la notion des saveurs. Son organe principal est la langue, surtout à sa partie postérieure. D'ailleurs la langue n'est pas le siége unique de la sensation des saveurs ; toute la bouche et la face interne des joues participent à la gustation. L'arrière-bouche elle-même a la propriété de goûter. On peut s'en assurer en portant directement, avec un tube, des substances sapides sur ces points.

La salive a une grande influence sur la gustation, puisqu'elle dissout les corps et leur permet d'agir sur les nerfs du goût. Quand la salive est mal sécrétée, on dit qu'on a la bouche sèche et les substances les plus agréables perdent toute aveur.

Chez nous, le goût est assez peu développé, il l'est beaucoup moins que l'odorat, et l'odorat lui-même est pour beaucoup dans l'appréciation de certaines saveurs. En particulier, ce que nous appelons le bouquet du vin, se perçoit bien plus par l'odorat que par le goût.

Du toucher.

Le toucher est répandu sur toute la surface de notre corps, mais il l'est d'une façon tout à fait inégale. Ainsi nos mains, notre visage sont beaucoup plus sensibles que notre dos. La pointe de notre langue est l'endroit le plus sensible de notre corps ; l'extrémité de nos doigts vient immédiatement après. Les parties généralement recouvertes de vêtements sont moins sensibles et ont moins besoin de l'être que les autres. Les muqueuses sont sensibles comme la peau, mais, à part dans les points où elles viennent affleurer au dehors, elles n'ont guère l'occasion de donner des notions de toucher.

La *douleur* n'est souvent qu'une exagération dans le sens du toucher.

Ce qui, dans notre peau, est l'organe même du toucher, consiste dans ces petites élevures réunies en lignes courbes que nous voyons sur l'extrémité de nos doigts et que l'on nomme *papilles*. Un nerf, enroulé d'une façon spéciale, vient à chacune de ses papilles et va porter jusqu'au cerveau les impressions qu'il a recueillies sur la surface cutanée. C'est donc par l'extrémité des nerfs que nous sentons et que nous souffrons. La continuité du nerf ne sert qu'à transmettre l'impression. Il en résulte que, si l'extrémité du nerf a été supprimée et qu'une douleur survienne dans le trajet, nous la rapportons toujours à l'extrémité que nous avions l'habitude de reconnaître comme siége de la douleur. Ainsi les amputés souffrent encore dans le membre qui a été enlevé. Cela tient à ce que des douleurs se produisant dans le nerf qui reste au moignon, les malades continuent à rapporter leur impression à la partie où se rendait primitivement le bout du nerf amputé.

On a cherché à apprécier la finesse du toucher. On y arrive en piquant simultanément la peau avec les deux pointes écartées d'un compas, qu'on rapproche jusqu'à ce que les deux impressions se confondent. — Les points pour lesquels il faut le plus rapprocher les pointes, sont les plus sensibles ; nous les avons déjà signalés plus haut.

Nous possédons encore une certaine sensibilité pour apprécier les températures. En réalité, un corps nous paraît froid quand il est au-dessous de notre propre température ; il nous paraît chaud quand il la dépasse. Ce qui constitue la sensation de température, c'est donc pour nous l'appréciation d'un gain ou d'une perte de chaleur.

Le toucher nous donne encore la notion du *poids* des corps, mais par un mécanisme différent. Nous déclarons qu'un corps est plus ou moins lourd suivant que, pour le soutenir, nous sommes obligés de faire un effort plus ou moins grand.

Le toucher est sujet à certaines *illusions*. La plus simple à constater est la suivante : on place une bille entre les lèvres ; elle paraît unique tant que les lèvres sont dans leur rapport normal, mais si on porte une lèvre à droite et une à gauche, on sent immédiatement deux billes qui semblent séparées par l'espace dont les points symétriques des deux lèvres ont été séparés.

Enfin, nous signalerons simplement une forme spéciale du toucher qu'on appelle le *chatouillement*. C'est une sensation accompagnée d'un rire involontaire et convulsif. Ce ne sont pas les parties les plus sensibles qui éprouvent le plus facilement cette sensation ; ainsi, la plante des pieds qui apprécie si mal la forme des objets, est extrêmement sensible au mode de toucher dont nous nous occupons.

CHAPITRE XII.

Innervation.

Plusieurs fois déjà dans l'étude sommaire que nous venons de faire des fonctions de notre corps, nous avons parlé d'une fonction qui domine toutes les autres, qui les met en mouvement et qui les règle, c'est l'*innervation*. Nous avons dit qu'elle était semblable à l'ouvrier qui dirige une machine puissante et qui en tient tous les organes sous sa volonté.

Le *système nerveux* se divise en deux parties, dissemblables par leurs formes et leurs propriétés. Il y a d'abord les *centres nerveux* (cerveau, moelle, ganglions), qui sont les sources du fluide nerveux et les organes des *facultés*. A côté d'eux, nous trouvons les *nerfs*, qui sont de simples conducteurs. Si, dans une expérience, on détruit un centre nerveux, on abolit à tout jamais la fonction à laquelle il présidait. Si on coupe simplement le nerf, on interrompt la transmission, mais la propriété du centre persiste.

Vous savez déjà que les centres nerveux sont composés de ce qu'on nomme des cellules et que les nerfs sont formés par des tubes. Ces *tubes* naissent des extrémités des *cellules* et viennent, après leur long trajet dans les tissus, se terminer aux organes qu'ils sont chargés d'animer ou de mouvoir.

Nous avons dit que les nerfs étaient des conducteurs. En effet, ils sont de deux sortes, les uns *sensibles*, les autres *moteurs*, et il circule, en eux, un double courant. Exemple : Nous approchons le doigt du feu, nous ressentons une douleur, une brûlure : c'est qu'un courant est parti de l'extrémité du doigt et a porté la sensation au cerveau. Puis, la brûlure étant sentie, nous retirons vivement la main : c'est qu'un courant est parti du cerveau et a fait contracter les muscles du bras. Donc, deux courants, l'un allant vers les centres, l'autre en partant.

Ces deux courants ne traversent pas indifféremment tous les nerfs. Certains nerfs ne laissent passer que les courants sensitifs, les autres ne laissent passer que les courants moteurs. Ces différents nerfs sont très-bien séparés au moment où ils vont pénétrer dans la moelle épinière. Tous les nerfs moteurs sont en avant, tous les nerfs sensitifs sont en arrière. Si, sur un animal vivant, on ouvre la colonne vertébrale, et si on coupe toutes les *racines antérieures* des nerfs, l'animal est incapable de se mouvoir. Il est devenu complétement insensible si on coupe les *racines postérieures*.

Nous avons vu tout à l'heure l'acte nerveux qui semble le plus simple : une *sensation* arrive au cerveau, et celui-ci envoie par notre *volonté* un ordre, grâce auquel nous réagissons. Eh bien ! cet acte peut encore être simplifié. Ainsi, nous subissons une sensation, il peut arriver que, sans que notre volonté intervienne, sans même que nous ayons eu le temps de *sentir*, l'acte musculaire soit déjà accompli. Ainsi, on nous chatouille la plante des pieds, nous nous retirons vivement et bien avant d'avoir ressenti la sensation désagréable qui en résulte. Les malades qui ont perdu la *sensibilité* conservent encore ces mouvements, dus à des excitations qui ne sont plus perçues. On admet, dans ces cas, que la sensation, arrivant à la moelle, ne va pas au-delà et que le mouvement succède par simple action de ce centre, avant que le cerveau ait eu la *perception* de l'excitation. Il y a eu, comme l'on dit, *action réflexe.*

On a cherché à se rendre compte de ce que pouvait être le fluide nerveux. Une idée très-séduisante consistait à l'identifier avec l'*électricité.* Et, en effet, on trouvait dans les nerfs des courants électriques ; et, d'autre part, les courants électriques ont la propriété de reproduire presque tous les effets du fluide nerveux.

Mais une différence capitale consiste dans la vitesse des deux fluides. Tandis que l'électricité accomplit 50 millions de mètres par seconde, le fluide nerveux n'accomplit guère que 25 à 30 mètres. Le courant des nerfs est donc 2 millions de fois moins rapide que le fluide électrique.

Les *nerfs* ne président pas seulement à la *sensibilité* et au *mouvement.* Nous avons vu qu'ils agissaient sur les *sécrétions* et sur le *cœur.* Le système nerveux tient donc toutes les fonctions sous sa dépendance. Bien plus, il agit sur la *nutrition* intime et encore mystérieuse pour nous de nos tissus. Une partie, dont tous les nerfs ont été coupés, finit par s'atrophier. Elle ne se nourrit plus.

Nous ne pouvons entrer ici dans le détail des fonctions de chaque nerf en particulier. Jetons un coup d'œil d'ensemble sur la distribution des principaux. Tous les nerfs qui sortent de la moelle vont à la peau, aux muscles et aux vaisseaux.

Les nerfs crâniens sont les uns *moteurs*, les autres *sensitifs*, les autres enfin *mixtes*. Les *nerfs moteurs* sont destinés au globe de l'œil et à la pupille (*moteur oculaire commun, moteur oculaire externe, pathétique*), et aux muscles de la face (*facial*) et de la langue (*hypoglosse*).

Les *nerfs sensitifs* vont à la peau de la face (*trijumeau*), à la langue (*glosso-pharyngien*), à la muqueuse du nez (*olfactif*), à la rétine (*nerf optique*).

Le *nerf pneumo-gastrique* se distribue aux poumons, au cœur, à l'estomac, au foie et même à l'intestin. Il arrête les mouvements du cœur, dont il est le modérateur, il agit sur l'estomac en modifiant sa sécrétion, enfin, il agit sur la respiration dont il sert probablement à régler le rhythme.

Le *nerf spinal* a plusieurs actions : d'abord, il se distribue aux muscles inspirateurs , d'un autre côté, il réunit beaucoup de ses fibres à celles du pneumo-gastrique, et il agit sur la *phonation*, sur la *déglutition* et sur le *cœur*.

Nous venons -de jeter un coup d'œil sur les branches nerveuses. Quelle est maintenant l'action des *centres*.

Le *cerveau* semble être le centre de l'*intelligence*, de la *sensibilité* et l'*organe de la pensée*. Le sang est absolument nécessaire à son fonctionnement. Dès que le sang cesse d'y arriver, nous tombons dans cet état qu'on appelle le *coma* et qui est si commun dans les apoplexies. Certaines substances, le chloroforme, l'éther, ont la propriété d'anéantir ou tout au moins d'endormir les propriétés du cerveau.

La *moelle* sert tout d'abord de conducteur aux actions cérébrales ; elle a, de plus, des propriétés particulières. Elle commande à certains mouvements et en particulier aux actions réflexes dont nous avons parlé plus haut.

Nous ne pouvons vous faire connaître les propriétés de toutes les parties des centres nerveux, cette connaissance comporte des études anatomiques très-approfondies. Qu'il vous suffise de savoir que toutes les parties du cerveau et de la moelle sont probablement le siége d'actions spéciales dont plusieurs sont déjà bien connues et les autres seulement soupçonnées. On appelle *localisées* les fonctions dont on a trouvé le centre nerveux correspondant.

Enfin, il existe un système nerveux tout particulier, répandu dans tous nos organes sous forme de *ganglions*. Ces ganglions sont autant de petits centres qui président à nos fonctions de nutrition et dont l'action peut persister même quand celle des grands centres nerveux a été abolie par un traumatisme ou une maladie.

Voilà, bien rapidement exposés, les principaux points de l'étude de notre corps. Ne croyez pas savoir maintenant ni l'*anatomie*, ni la *physiologie* : vous êtes simplement à même de mieux comprendre ce que prescrira le médecin dans l'intérêt du malade que vous soignerez. Mais il doit vous rester encore un autre bénéfice de l'étude que vous venez de faire, c'est une véritable admiration pour cet être humain dont le moindre organe dépasse nos plus belles machines, dont les fonctions sont si merveilleusement agencées. C'est dans une pareille contemplation que notre esprit puise ses plus saines satisfactions et ses enthousiasmes les plus purs !

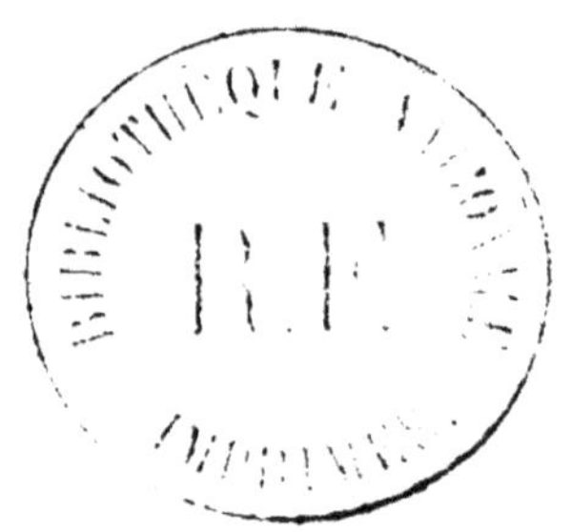

TABLE DES MATIÈRES

PREMIÈRE PARTIE

ANATOMIE.

DEUXIÈME PARTIE

PHYSIOLOGIE.

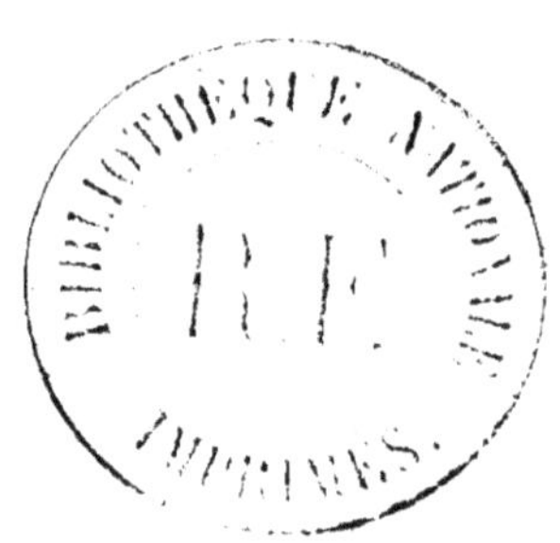

9 782329 814605